図解入門 メディカルサイエンスシリーズ

よくわかる公衆衛生学の基本としくみ

第2版

上地 賢
安藤 絵美子
雑賀 智也 著

秀和システム

はじめに

　医師法、保健師助産師看護師法、薬剤師法の第一条には、共通して「公衆衛生」という言葉が登場します。医学において、公衆衛生の役割が重要だということでしょう。みなさんは公衆衛生にどのような印象を持っていますか？

　医療職者を目指す学生の中には、公衆衛生は暗記科目という印象を持つ方もいるでしょう。公衆衛生は非常に多様な分野で構成されるため、大学の授業や国家試験対策という限られた時間の中では、その面白さを感じる機会は少ないかもしれません。

　公衆衛生の対象は、臨床医学や基礎医学とは大きく異なります。臨床医学が一人の患者を対象として病気の診断や治療を扱うのに対し、公衆衛生は健康な人間を含めた集団を対象とし、行政や組織を通して社会全体の健康を目指す実学です。このため、公衆衛生が取り組む課題は、社会と密接に関わっていて、時代と共に変化します。

　日本において、明治期の衛生行政の主要な活動はコレラ等の感染症対策でした。劣悪な環境と感染症の発生という健康課題は、その後の高度経済成長による環境の改善とライフスタイルの変化、抗結核薬の登場などの医療の発展により終焉を迎えます。この社会や生活様式の変化は、結核に代わってがん、脳卒中、心臓病などの生活習慣病へと疾病構造の変化をもたらしました。低成長時代を迎えた現在では、公衆衛生に関する課題はより複雑で多岐に渡っています。新興・再興感染症、バイオテロ、健康格差の拡大、過労死、自殺、少子超高齢社会における持続可能な保健医療経済の仕組みづくりなど、新たな課題が浮上しています。

　このように、社会の変化に応じて姿・かたちを変える公衆衛生という学問に、興味を持ってもらいたいと考えて本書を執筆しました。目標は、多くの読者に、「公衆衛生は面白い」「もっと知りたい」と思ってもらうことです。そこで、本来は多様な分野を含む公衆衛生ですが、あえて網羅的に取り上げず、著者の独自の視点で興味を持ってもらえそうなテーマを取り上げました。そのため、各領域の専門家から見ると、若干のもの足りなさを感じるかもしれません。この点については、本書の主旨をご理解いただき、多少の目をつぶっていただければと思います。本書が、広大かつ深遠な森のごとく公衆衛生の世界に興味を持つ、その一助となれば幸いです。

2020年6月　　　　　　　　　　　　　　　著者を代表して雑賀智也

【医師法　第一条】

医師は、医療及び保健指導を掌ることによつて**公衆衛生**の向上及び増進に寄与し、もつて国民の健康な生活を確保するものとする。

【保健師助産師看護師法　第一条】

この法律は、保健師、助産師及び看護師の資質を向上し、もつて医療及び**公衆衛生**の普及向上を図ることを目的とする。

【薬剤師法　第一条】

薬剤師は、調剤、医薬品の供給その他薬事衛生をつかさどることによつて、**公衆衛生**の向上及び増進に寄与し、もつて国民の健康な生活を確保するものとする。

目次

よくわかる
公衆衛生学の基本としくみ
第2版

公衆衛生

戦後、日本人が長寿を達成した背景には公衆衛生がありました。公衆衛生とは何でしょうか。臨床医学が個人の疾病の治療を扱うのに対し、公衆衛生は集団の健康を扱う学問といわれます。しかし、公衆衛生といっても姿・かたちが掴みにくいのは、公衆衛生が広範な学問領域を含んでいるからかもしれません。本章では、まず公衆衛生の概念と全体像を説明し、本書で取り上げる公衆衛生分野について紹介します。

1 公衆衛生とは何か？

世界一の長寿を達成した日本。その裏側では、「公衆衛生」が大きな役割を果たしてきました。「みんなの健康をみんなで作る」公衆衛生。ここでは公衆衛生の定義と歴史的な背景から、その理念を学びます。

● 公衆衛生とは ●

公衆衛生は医学の一分野であり、健康な人を含めた集団を相手に、疾病の予防、健康の増進、そして生活の質の向上を目指す学問と実践のまとまりです。

アメリカの公衆衛生学者の**ウインスロー（Winslow）**は、公衆衛生を「社会の組織化された努力を通じて、疾病を予防し、寿命を延ばし、体とこころの健康の増進を図る科学であり技術である」と定義しました（図1-1）。

臨床医学が個人の病気の治療と治癒を扱うのに対し、公衆衛生は健康な人々を含む集団を対象とし、病気の予防と健康の増進を目標とします。公衆衛生では、統計や調査で、健康に関連する課題の発生頻度などを明らかにし、集団の健康状態の改善を目指します。さらに、臨床医学は医師などの専門職により主に医療施設で実践されますが、公衆衛生は行政や地域住民らも含め、医療施設の外でも行われます。

Winslow, C. E. A. 1877 ～ 1957（1-1）

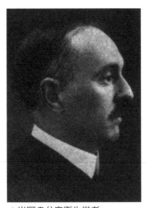

▲米国の公衆衛生学者

　社会の発展によって、健康問題も、健康の捉え方も変化し、公衆衛生もそれに対応して発展しました。1946年には、世界保健機関が、健康を疾病のない状態として捉えるだけではなく、精神や社会的な側面も完全に良好であって、はじめて健康な状態であると定義しました。

　さらに1986年のオタワ憲章では、健康は「生きる目的ではなく、日々の暮らしのための資源」とされました。**生活の質**（QOL:Quality of life）の向上も、現代の公衆衛生の重要な目標の一つとなっています。

● 公衆衛生の起源は4000年前にあり ●

　ヒポクラテス（Hippocrates：紀元前460～377年）によれば公衆衛生の起源は、水と空気、そして場所の衛生にあります。公衆衛生をより深く理解するために、時代を遡ってみましょう。

　紀元前2100年頃のエジプトなどの遺跡からは、浴室や排水管、排水溝が見つかりました。紀元前2000年頃には、食前の宗教儀礼ではあるものの、手を洗う習慣があったこともわかっています。ローマ帝国時代には、地下大排水溝や病院も設置されていました。マラリアやペストなどが動物によって媒介されることも、紀元前1500年頃にわかっています。

　中世になると、聖地巡礼や十字軍遠征などの宗教戦争、貿易などで人の往来が活発になり、コレラなどの感染症が大流行しました。しかし、衛生状態は十分ではなく、人口が激減してしまいます。ここでようやく、**検疫制度**が生まれ、衛生がいかに社会において重要であるか認識されるようになりました。その後、病院や大学、公衆衛生制度の誕生、顕微鏡の発明を経て医学が大きく発展します（『標準 公衆衛生・社会医学 第2版』から引用）。**チャドウィック**（**Chadwick**）らにより、貧しい人々への医療扶助も行われ公衆衛生に福祉が組み込まれました。

　19世紀なかば、まだコレラ菌が発見されていなかった中、ロンドンでコレラが流行します。**ジョン・スノウ**（**John Snow**：1813～1858年）は、患者が街のどこに集積しているかを細かく表す疫学を行いました。その結果感染源が水道水にあることをつきとめ、コレラ対策に大きく貢献しました（図1-2）。ゆえに、スノウは社会における疾病とその原因を科学する「**疫学の祖**」といわれています。

　その後、種痘の発明、結核の特効薬であるストレプトマイシンの発見と普及により、感染症対策は大きく前進しました。第二次世界大戦後には、食糧供給により、人々の栄養状況は劇的に改善されます。一方で、都市化や工業化による大気汚染や水質汚濁などから、公害病が大きな社会問題となりました。

　現代では、生活習慣の偏りから発症する生活習慣病も新たな健康課題です。先進国だけでなく、食生活が欧米化しつつある新興国でも問題となっています。寿命が延びるに伴い、生活の質（QOL）の課題や、経済格差に伴う健康格差の拡大も課題となっています。医療倫理や医療費の増大など、医学以外の学問領域の知見が必要な問題も多くあります。航空機などの交通機関の発達により人の往来がいっそう活発になったこと、薬剤耐性菌や新型ウイルスの発見など、感染症対策も終わることがありません。戦争や紛争、環境破壊による自然災害も、私たちの健康の大きな脅威です。このように、社会の情勢に応じて公衆衛生の課題や目標も変化しています。

John Snowのコレラマップ（1-2）

地図は、コレラの死者数を黒点で示したもの。スノウはある水道会社の給水地域でコレラ患者が発生していることを突き止めました。

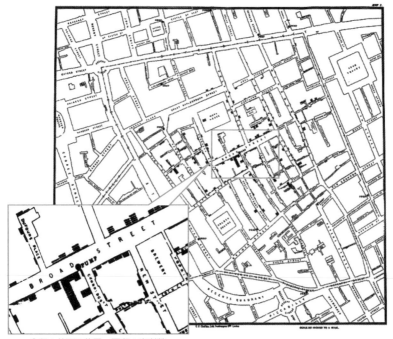

●印：井戸の位置　■印：患者数

1 / 2 予防医学

> 予防医学は健康課題の発生と異常の進行を未然に防ぐ取り組みです。本章では予防医学の概念と重要な３つのプロセスを説明します。

● 予防医学　３つのプロセス ●

　健康課題の発生と異常の進行をあらかじめ防ぐ取り組みを**予防医学**といいます。疾病の進行のプロセスに応じて、予防医学は一次予防、二次予防、三次予防の３つに分けられます（p.96参照）。

　一次予防は、予防医学において最も重要な取り組みです。一次予防の目的は、健康異常が現れる前に、健康増進（多数の疾患に対する個人の抵抗力の確保・増強）と疾病リスクの低減（特定の疾病の発現を阻止する）があります。具体的には、健康増進では、生活指導や健康教育（例：運動教室）、環境整備（例：作業環境の改善）などが、疫病リスクの低減には、禁煙指導や予防接種などがあります。一次予防の取り組みを評価する指標としては、集団における疾患の有病割合や罹患率があります。一次予防が成功すれば、これらの値が低下します。対象集団はどれか、性や年齢、居住エリアなどで分け、対策を打つことが求められます。

　健康異常を早期に発見し、早期に適切な治療を行うことで、疾病の進行、死亡や重篤な後遺症を防ぐのが**二次予防**です。具体的には、検査や検診で疾病に罹患していることが判断できる時期に、自覚症状がなくとも疾病やリスク因子の有無を発見すること、リスク因子を減ずる治療を速やかに行う取り組みです。特定健診・特定保健指導や、がん検診が二次予防に該当します。二次予防の評価や指標には、死亡率や生存率があります。二次予防が成功すると、これらの指標が改善します。

　三次予防では、疾患に罹患（発症）しても、適切な治療やリハビリテーションによって、再発や後遺症、機能低下を防止（軽減）し、日常生活に必要な心身の機能やQOLを向上させ、日常や社会への復帰を目指します。生活支援やデイケア、介護が三次予防に該当します。三次予防の評価指標にはさまざまなものがありますが、社会復帰の達成状況やQOL指標などが用いられます。

● ポピュレーションアプローチとハイリスクアプローチ ●

　一次予防、二次予防には、対象集団への介入モデルがいくつか存在します。**ポピュレーションアプローチ（ポピュレーションストラテジー）** は、一次予防において、比較的健康リスクの低い集団全体に介入して、集団全体のリスクの低下を目指す方法です。例えば、水道水へのフッ素添加による虫歯予防や職場の禁煙化などがあります。ポピュレーションアプローチにより、対策効果をターゲット集団全体に及ぼすことができ、ハイリスク者を見つけ出すプロセスを経ずとも、疾患発症リスクを集団全体で抑えることができるのです。しかし、費用対効果や、個人に介入効果が出にくいことが課題です（図1-3）。

　一方、**ハイリスクアプローチ（ハイリスクストラテジー）** は、スクリーニングによってハイリスク群を特定し、介入することで発症リスクの低減を目指す方法です。例えば、がん罹患のリスクが増加する年齢層のがん検診、脂質異常症と診断された患者に対し、運動療法や薬物治療による循環器疾患の発症予防です。ハイリスクアプローチは対象者を絞って行われるので、個人への効果が高い一方、有効かつ廉価なスクリーニング手法が開発されている必要があります（図1-3）。

ハイリスクアプローチとポピュレーションアプローチ（1-3）

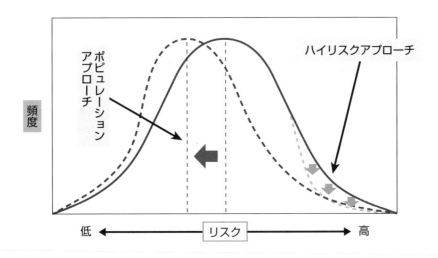

　介入モデルも、公衆衛生上の課題に応じて変化しています。例えば、近年では、個人の社会経済的な特徴や社会環境に応じて健康状態が変わる**健康格差**が注目されています。従来のポピュレーションアプローチでは、個人が抱える経済状況や環境の分布が集団内で異なっている場合、それに応じてリスクの程度も介入効果も変わり、その結果、介入後の健康格差が拡大する恐れがあります。そんな中、リスクが特に集積しやすい社会的に不利な立場に置かれた集団に対する**弱者集団アプローチ**（Vulnerable population approach）が提唱されました。しかし、弱者集団と同定された人たちへの偏見や差別を助長しかねません。そこで、個人の社会経済的状況の程度に応じて介入の程度も変え、全体で同水準の目標を達成する**配慮ある普遍的アプローチ**（Proportionate Universalism）が提案されています。

みんなの健康と幸せを後押しする社会づくりへ

　1978年、世界保健機関と国際連合児童基金（UNICEF）は、健康は人間の基本的な権利であることを提唱しました。そして、先進国と発展途上国間の不公平は受け入れられないこと、健康を獲得するには、すべての政府、保健、開発従事者、そして住民が行動する必要を訴え、「2000年までに世界中のすべての人に健康を」と呼びかけました（**アルマ・アタ宣言**）。この目標を達成するために提唱された活動理念が**プライマリヘルスケア**です。プライマリヘルスケアは、健康における排除と格差の削減、人々のニーズと期待に沿ったサービスの体系化、農業、教育、土木など、関連するセクターの協働、政策における協調的な対話の追及などを活動の原則としています。

　20世紀末には、ライフスタイルの変化や、疾病構造が感染症から慢性疾患へとシフトしたことで、QOLという新しい概念も生まれました。同じ頃、個人が健康教育を受け、健康行動を変えることで健康を維持するという行動変容を意図したアプローチの限界が指摘され、公衆衛生を主体とした社会を変えるシステマティックな取り組みが検討され始めました。さらに非医療セクターや民間の力を取り入れようという機運も高まり、パターナリスティック（父権主義的）なものから援助協力型の健康教育へと転換が図られました。世界保健機関はこのような情勢に応じた新たな健康づくりとして、1986年にカナダ・オタワで第1回ヘルスプロモーション会議を開催、オタワ憲章を発表してヘルスプロモーションを提案しました。

　ヘルスプロモーションとは、「人々が自らの健康とその要因をコントロールし、改善できるようになるプロセス」であり、誰もがすべての生活の場所で健康になれる・健康でいられる社会づくりを目指すものです。ヘルスプロモーションを担う人材には、**アドボカシー**（保健医療だけではなく、政治経済、文化など社会のあらゆるセクターを含めて健康づくりの必要性を訴える）、**能力の付与**（すべての人が健康づくりに向けて力を発揮できるような支援を行う）、**仲立ち**（他分野との協働と協調を推進すべく、調整に当たる）が役割として求められました。健康の改善には、平和や教育、安定した生態系、持続可能な資源、社会正義などの社会・環境的要素も必要なのです。さらに、健康改善の5つの活動施策として「健康的な政策づくり」「健康を支援する環境づくり」「地域活動の強化」「個人の技術の開発」「健康施策の一次予防への方向転換」が提案されました。その後、21世紀の健康づくりにおいて、ヘルスプロモーションは、すべての社会で重要であると強調されています（1997年、**ジャカルタ宣言**）。

　2005年のバンコク憲章では、オタワ憲章の3プロセスが改編されました。アドボカシーに加え「健康の社会的要因を改善するための持続的な実践への投資」「政策開発やヘルスプロモーションの実践、ヘルスリテラシー（健康情報の適切な利用）に向けた能力形成」「全ての人々の健康とウェル・ビーイングのための機会保障に向けた法的規制と法形成」、そして持続可能な活動をつくるために政府組織、非政府組織、市民団体が協働する「パートナー（協働）と同盟形成」の5プロセスが新たに提案されました。これにより、個人の健康的な生活習慣づくりを、ヘルスプロモーションによる社会づくりによって後押しし、健康を達成し、真の自由と幸福を達成するという概念モデルが共有されました。すべての人が、生活のすべての場で、健康と幸福であり続けられる社会づくりが、ヘルスプロモーションの目標です。

1
3 本書で取り上げる
公衆衛生

公衆衛生は広範な領域を含む学際的な学問です。ここでは、本書で取り上げる12領域を紹介し、公衆衛生の全体像をつかみます。

公衆衛生を構成する領域

先述のとおり、**公衆衛生**は「健康な人を含めた集団を相手に、疾病の予防、健康の増進、そして生活の質の向上を目指す学問と実践のまとまり」です。つまり、健康増進・疾病予防に関することで対象が集団であるものすべてが公衆衛生です。では、公衆衛生にはどんな分野が含まれ、互いにどう関係しているのでしょうか。

図1-4を見てみましょう。まず、図の中央に人が佇んでいます。人は生まれ、成長し、ときには病に罹り、やがて年老いて、生涯を終えます。この一生（ライフコース）にわたって関わるのが、「地域保健」「母子保健」「高齢者保健」「精神保健」といった分野です。そして、社会や環境に関わる「産業保健」「感染症対策」「食品衛生」「栄養」の分野、人々の暮らしを下支えする規範や仕組みが「医・医療の倫理」「社会保障と医療保険、障害者福祉」の分野です。人々の状態を統計的な手法で読み解き、対策の実施に科学的根拠を与える「疫学」があり、「保健統計」により、個人や社会の状態はデータで表現され、データから見つかった課題は、改善のために活用されます。公衆衛生は多様な分野から構成されますが、すべてが連動しているのです。

本書で扱う分野

では、本書で特に取り上げる分野について概説します。

まず「疫学」（p.21参照）は、集団における健康課題や疾病の発生頻度を探り、原因を分析し、対策を評価する手法で、公衆衛生活動を科学的根拠に基づき行う上で欠かすことができません。本書では、疫学の主な指標と算出方法について学びます。

「**保健医療統計**」（p.49参照）では、人口、死亡や出生、医療施設の動向など、公衆衛生対策を立案・実施・評価するために必要な調査について概説します。医療における倫理は、公衆衛生の実践と研究において、関係者の人権と安全を守る行動規範となります。

　「**医・医療の倫理**」（p.63参照）では、医療倫理の最近のトピックと公衆衛生における意思決定の際に遵守しなくてはならない倫理指針や原則について学びます。

　日本国憲法第25条では、すべての国民に、健康で文化的な最低限度の生活を営む権利があるとされ、国や行政は、国民が病気や失業などにあってもセーフティネットを確

公衆衛生を構成する領域（1-4）

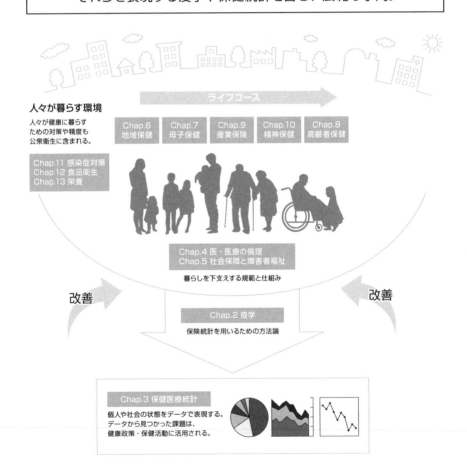

公衆衛生は、人々と人々が暮らす環境に加え、
それらを表現する疫学や保健統計を含む、広範な学問。

保し、提供しなくてはなりません。「**社会保障と障害者福祉**」(p.75参照) では、国民の生存権を保障する社会保障と保険制度、障害を持っていても、安心し、自立した暮らしを支援するための理念と制度と学びます。

　「**地域保健**」(p.87参照) では、特に日本の地域保健を取り上げ、人々の健康を地域から支援する取り組みについて学びます。

　日本は長寿なだけでなく、新生児死亡率が世界で最も低い国の一つです。「**母子保健**」(p.101参照) では、その秘訣となった様々な法律とそれに基づく公衆衛生施策について学びを深めます。

　「**高齢者保健**」(p.117参照) では、世界有数の高齢社会となった日本において、高齢者の権利と福祉を担保しながら、いかに健康とQOLを維持・増進するか、その基盤となる法と制度についても学びます。

　「**産業保健**」(p.143参照) は、労働者の災害や疾病を未然に防ぐだけでなく、労働世代の健康の維持と増進ならびに疾病予防において重要な役割を担います。この章では、産業保健活動の根拠となる法体系や健康管理の方法について学びます。

　精神の疾患や障害は、長年多くの誤解と偏見を受けてきました。しかし近年ではその治療とリハビリは、施設中心から地域へと移行しています。「**精神保健**」(p.163参照) では、主な精神障害の疫学からその治療とリハビリを支える法制度について学びます。

　感染症との戦いは、すなわち公衆衛生の歴史といっても過言ではありません。ある感染症を制圧したと思えば新たな感染症が現れる、終わりなき取り組みです。「**感染症対策**」(p.177参照) は、関連する法整備の状況と、現在の感染症対策の課題について学びます。

　「**食品衛生**」(p.199参照) では、私たちが生きていく上で欠かせない (そして日々の楽しみでもある) 食の安全が、どのような法制度によって、維持されているのかを学びます。

　栄養は、私たちの健康をめぐる情報の中でも最も混迷を極めている分野かもしれません。疾病を防ぎ、いきいきと暮らすための栄養基準はいかに設定されているのか、「**栄養**」(p.219参照) では、それを知るための指標や基準、その科学的根拠についても学びます。

　なお、本書では取り上げませんが、環境保健や国際保健、学校保健も公衆衛生を構成する重要な領域です。

● みんなでつくる、みんなの健康 ●

　このように、健康の定義が拡張し、多様なセクターが協働し公衆衛生活動にあたる中で、公衆衛生の担い手は、医療職、福祉職、行政、地域保健スタッフ、研究職にとどまりません。例えば、自殺対策におけるゲートキーパーは、自殺対策に関わる専門職以外の人、民生相談員、養護教諭、商工会議所の経営相談窓口担当者なども想定されています。政策を決定する政治家や行政職、公衆衛生や健康に関する正しい情報が、社会に正しく伝わるには、マスメディアの役割も重要です。社会全体、そして社会に生きる一人ひとりが有機的に結びつき、健康と幸福を作り上げていく活動とが公衆衛生といえるでしょう。

● Discussion ●

1. 公衆衛生では、健康と幸福の実現に向けて、様々な組織と多くの人が関わる。しかし、それでも病気になってしまう場合は多くある。その場合は、病気になってしまった人や、病気から回復できない人の「自己責任」だろうか。
2. 日本国憲法第25条第1項には、「すべて国民は健康で文化的な最低限度の生活を営む権利を有する」と記載されている。現代における「最低限度」とはどの程度だろうか。

参考文献

・World Health Organization, Public Health, Environmental and Social Determinants of Health
・World Health Organization, Primary Health Care
・ヘルスプロモーションの近未来　―健康創造の鍵は？―
・社会と健康　健康格差解消に向けた統合的アプローチ（東京大学出版会）
・健康格差対策の7原則（医療科学研究所）
・国民衛生の動向 2017/2018
・標準公衆衛生・社会医学　第2版
・公衆衛生がみえる 2018-2019（メディックメディア）.

Chapter

2

疫学

　　なぜ世の中は「病気になった人々」と「病気に
　ならなかった人々」に分かれるのでしょうか。病
　気の発症に関連する要因を見極め、予防や治療
　などの対策に役立てようという学問が疫学です。
　病気の原因と結果という関連性を疫学がどのよ
　うにとらえようとするかを様々な方法論の理解
　を通して学びます。また、疫学研究を理解する際
　に必要となる統計学の基礎として、データの種
　類と代表値、検定と推定について触れ、統計手法
　の初歩的な理解を目指します。

2
1 　疫学ってなんだろう？

「タバコを吸うと肺がんになる」、「BMIは22kg /㎡が理想的だ」などのいろいろ
な健康情報はどのように生み出されたのでしょうか。人間集団の健康状態を記述、
分析し、対策に役立てる学問、それが「疫学」です。

◦ 疫学とは ◦

　疫学（えきがく）と聞いて、皆さんは何を思い浮かべますか？「疫学」は、占いでも
病原体に対抗するための免疫に関する学問でもありません。日本疫学会の文献を参照
すると、疫学の定義は次のように説明されます。

　◦ 疫学の定義
「明確に規定された人間集団の中で出現する健康関連のいろいろな事象の頻度と
分布およびそれらに影響を与える要因を明らかにして、健康関連の諸問題に対す
る有効な対策樹立に役立てるための科学」

（疫学用語の基礎知識，日本疫学会）

　この定義の中には、いくつか大切にしたいキーワードがあります。それは「（明確に
定義された）人間集団」、「頻度、分布、影響を与える要因」、そして、「対策樹立」です。
より簡潔に言い換えると、疫学の興味は、病気になったのは「誰か」、それは「なぜか」、
その事実は病気の対策に「どの程度有用なのか」、にあります。

◦ 集団の定義と選別 ◦

　疫学研究では、ある特定の状況下にある特定の特徴を持った人間集団に焦点を当て
ています。例えば、「東京都」という地域で「就労している20歳以上の男女」などの特
徴を持つ集団、といったように集団に対する明確な定義がなされます。
　疫学は、このような集団に対する定義の下で、例えば「肥満と判断される者はどれく
らいの割合か」、「BMIの平均値とばらつきはどの程度なのか」、「肥満が増えているがそ
の原因は何か」などの状況を明らかにしていく学問です。

　しかし、「東京都にて就労している20歳以上の男女」の人数は非常に多いことが予想されますが、はたしてこの集団一人ひとりに調査を行うことは可能なのでしょうか？

　対象となる集団全員に調査を行った場合、その調査は悉皆調査（しっかいちょうさ）と呼ばれます。全員にもれなく調査するため、興味のあることを直接知ることができるメリットがありますが、一方で多大な労力、費用、時間を要してしまうことがデメリットです。

　これに対して、集団から一部の人々を選出して調査を行うことを**標本調査**、また、一部の人々を選び出す作業を**抽出（サンプリング）**といいます。標本調査は、「選出した集団（**標本**）で見られた結果は元の集団（**母集団**）にも当てはまるだろう」という考えのもとで実施されます。この調査のメリットは、労力、費用、時間に合わせて調査する集団のサイズを決定できることにあります。すなわち、調査を効率的に進められることがメリットです。デメリットは、結果に誤差が生じることです。母集団を想定してはいるものの、標本の結果にはどうしても誤差が生じます。何度も標本を抽出し、結果を確認する作業を繰り返すと誤差の平均値は0に近づくことが期待できます。しかし、抽出方法が不適切だと標本から得られた結果が元の集団に当てはまる可能性が低くなってしまいます。このような誤差を**バイアス**といいます。

　さて、この抽出に伴う誤差はどのような方法で対処が可能でしょうか。

　例えば、お鍋からおたま1杯ぶんだけをすくって、中身が何なのか判断する標本調査を行うとします。上澄みだけをすくって抽出された「ねぎ」と「みそ汁」から「鍋の中身はねぎのおみそ汁」だと判断してよいでしょうか。この場合、多くの人はおたまでよく中身をかき混ぜてからすくってみるはずです。ねぎもみそ汁も人参も玉ねぎもじゃがいもも豚肉もすくえたら、「豚汁ではないか？」とより正確な推測が可能になります。お鍋の中身を一度かき混ぜることで、「ねぎのおみそ汁」という誤差のある判断を避けることができました。

　この、かき混ぜてから抽出する行為を専門用語では**無作為抽出**、または**ランダムサンプリング**といいます。実際には、集団をかき混ぜることはできませんので、集団内のすべての人に番号を振り、番号をかき混ぜながら抽出するといった対応をとります。もう少し正確にいうと、「抽出される確率が集団内のすべての人の間で等しい状況」を作り出して抽出を行うことをさします（図2-1）。

　多くの疫学研究が標本調査によって行われています。この手法以外にも、結果に生じる誤差をいかに小さくするか、たくさんの工夫が主に計画段階においてなされています。手元にある「おたま1杯の情報」が何なのか、そこから推測しようとする「お鍋の中身」は何なのか。生じているだろう誤差を理解するために、どのような人間集団に行われた疫学研究なのかを理解することは非常に重要な手掛かりになります。

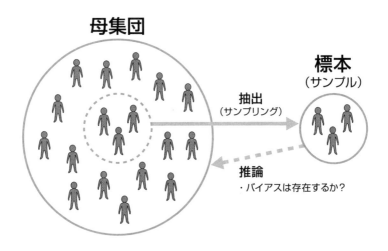

母集団とサンプル（2-1）

● 予防・対策への利用 ●

　疫学は、人間集団の中で何が起こっているのかを明らかにします。疫学の話題や研究を読み解く際には、その結果がどのような特徴を持つ人間集団の中で観察され、疾病や健康課題の予防・対策樹立のために、どの程度意味がある結果なのかを吟味することが非常に大切です（図2-2）。

　例えば、疫学研究の結果から「東京都にて就労している20歳以上の男女」の30％が肥満で、この割合は10年前よりも増えていることがわかったとします。疫学は、この集団の肥満の頻度や分布を明らかにし、その上で、肥満割合の増加と関連する要因にどのようなものがあるのかを明らかにすることを目指します。

　集団の中では、肥満の人とそうでない人が混在しています。なぜある人は肥満になり、一方である人は肥満にならないのでしょうか。このような人々を多く集め、注目した要因（この場合は「肥満の状態」）が異なるような複数の集団の間で比較を行うことで、疫学はその背景を捉えようとします。さらに、この集団では肥満割合が増加するが、別の集団では肥満割合は増加しない、といった比較からさらなる事実の発見も可能でしょう。こうして明らかになった肥満の背景は、その予防のためにアプローチ可能な生活習慣や生活環境について大きなヒントを与えてくれます。予防対策へ応用した場合、どの程度社会に貢献できるのか示唆を得ることも可能でしょう。

　疫学は保健・医療・福祉の現場だけでなく、私たちの生活場面で直面している様々な健康問題を把握し、因果を読み解き、状況を改善することで、人々がより良く生きることが可能になることを目指しています。

疫学（2-2）

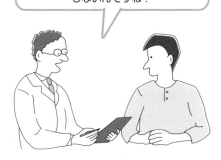

> あなたは長生きするために、
> 酒も煙草もせずに、
> おいしいものも食べないで、たくさんの
> 恋愛も旅行も車の運転も
> しないんですね？

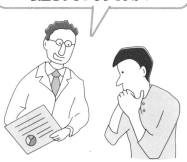

> 確かにあなたは長生きするでしょう。
> しかし、何を楽しみに
> 長生きするつもりですか？

疫学は「生活と健康問題の因果関係を解明し、
対策に活用する」ことを目指す。

(Int J Epidemiol. 2011;40:267-9)

● 動物実験は疫学か ●

　さて、私たちはよくテレビやインターネット上で科学的なニュースに触れることがあります。次のような見出しを見たとき、どのような考えが頭に浮かびますか？

　「ワサビが体内の水銀を無毒化する仕組みを解明　〇〇大学調査」

　「ワサビって体に良いんだ」とか「やっぱりお刺身を食べるときにワサビを添えるのは理にかなっていたんだ」とか、「ワサビをもっと食べるようにしよう」とか、いろいろと考えが浮かぶかもしれません。

　それでは次のような文章が続くとどうでしょうか。

　「〇〇大学の□□教授は、水銀を摂取させたマウスにワサビに含まれる成分XXX を注射したところ、体内に蓄積される水銀の量が通常のマウスに比べ少なくなる現象を観察したと、△△学会で報告した」

　さあ、あなたはまだ「ワサビを食べよう」と考えていますか？　きっと多くの科学者は次のように考えるでしょう。

　「マウスレベルの話だ。人間に当てはまるかはわからない」
　「見出しの“無毒化”はいい過ぎじゃないか」
　「注射したのだから、口から摂取したときに同じ現象が見られるかは疑問だ」
　「学会報告だから詳細が不明だ。論文が出るのを待とう」

　疫学の研究者はさらにこのような考えも頭に浮かぶかもしれません。

　「水銀の摂取が“どこで”、“誰にとって”、“どの程度”健康問題として重要なのだろうか」
　「人間は通常“どの程度”の水銀を摂取して、“どの程度”蓄積されているだろうか」
　「それは国や地域、食生活によって変わるだろうか」
　「人間レベルで意味のある水銀の排泄を促すのにその成分が有用だとして、“どれ

くらいの量"が必要だろうか」

これまでの疫学に関する説明に照らし合わせると、このニュースのようなマウス等の動物実験は疫学研究としては扱われません（たとえマウスが集団であってもです）。

しかし、動物実験などの成果が多く積みあがることはもちろん重要です。なぜなら、これらの研究がヒトで見られる現象のメカニズム解明に役立つことが期待されるからです。これらの動物実験は、人間で起こっている健康に関連する事象をより良く理解するために行われています。実験に使用される動物たちにヒトと似た特徴がある場合、動物たちで観察された現象がヒトの理解やヒトで起こることの理解に役立つだろうと考えられるからです。

ここで大切にしたいことがあります。それは、疫学研究の結果から予防活動を行う際に、「必ずしも疾病や健康事象に関するメカニズムがすべて解明されている必要がない」ということです。例えば、喫煙と肺がんの発症には強い関連があります。肺がんの発症を予防するために体内でがんが発生するメカニズムを必ずしも理解していなくても、「喫煙をしない／やめる」ことは肺がん発症に対して予防的にはたらくでしょう。

私たちが健康でより良く生きるために疫学が必要であるならば、これまでに得られた疫学研究の結果を存分に応用し、予防策やあらゆる対策を講じることが大切です。

2 2 疫学研究の種類

> 疫学研究にもいくつかの種類があります。ここでは、記述疫学、分析疫学を中心に、いろいろな疫学研究の種類について学びます。

● 記述疫学と分析疫学 ●

　疫学の特徴は「健康関連のいろいろな事象の頻度と分布およびそれらに影響を与える要因を明らかにする」ことにありました。そのうち、頻度や分布を明らかにすることを**記述疫学**、影響を与える要因を明らかにすることを**分析疫学**に分類することができます。

　記述疫学では、健康に関連する事象についての情報を、対象や時間、場所等の情報とともに観察し、記述するものです。十分な数の記述疫学研究からは、病気や健康を悪化させる原因が何かという仮説の設定が可能です。

　分析疫学とは、記述疫学の積み重ねにより生み出された仮説の検証を目指し、要因と疾病や健康障害の発生の因果関係の推定に迫るものです。分析疫学の基本は「比較」にあります（図2-3）。例えば、要因Aが病気Xの原因として疑わしい場合に、要因Aを持つ人々と要因Aを持たない人々との間で、病気Xの発症率がどの程度違うのかを検討

疫学は比較の学問（2-3）

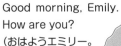

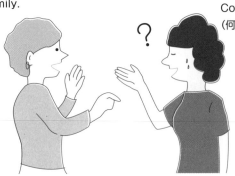

Good morning, Emily.
How are you?
（おはようエミリー。
調子はどう？）

Compared to what?
（何と比べて？）

?

します。要因Aを持つ人々の間で発症率が高いという結果が出たら、「要因Aは病気X
の発症に何らかの影響を与えるものではないだろうか？＝原因ではないか？」という
ように理解が深まっていきます。分析疫学の中でも様々な研究デザインが存在してお
り、それぞれに長所や短所が存在します。疫学研究の内容を知る上でどのようなデザイ
ンで行われた研究なのか、その長所と短所と共に結果を理解することが重要です。

● 横断研究 ●

　横断研究（クロスセクショナル研究）は、ある一時点で集団に属する個人を対象に情
報を取得し、得られた情報の中から興味のある要因間の関連性を検討するものです（図
2-4）。研究期間が比較的短く費用も抑えられるので、横断研究で行われている疫学研
究が多く見られます。しかし、一時点での調査であることから、時間的な前後関係を指
摘するには弱く、因果関係を分析することに難があります。

　横断研究では、「因果の逆転」という現象が起こることがあります。例えば、肺がん患
者とそうでない人々の喫煙率を比較した際に、肺がん患者の方で喫煙率が低いとの結
果が得られたとします。その結果から「喫煙は肺がんを悪化させない」といえるでしょ
うか。この調査では、「肺がんと診断されたので禁煙した」という要因間の前後関係を
把握できていなかっただけかもしれません。すなわち、「肺がん（結果）の原因が喫煙」
という期待した因果と逆の「肺がんの発覚（原因）が喫煙状態（結果）を変えた」という
因果を観察することがありえます。

横断研究で検討される変数間の関連性の例（2-4）

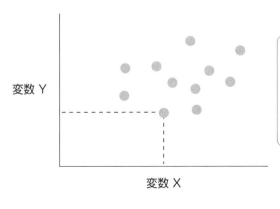

変数 Y

変数 X

個人から得られた変数XとY
のデータをグラフ上に表した
もの。点一つひとつを個人の
データとしたとき、変数Xの
増加とYの増加に関係性が見
えてくる。

　また、**交絡**という現象も研究結果の正しい理解を妨げる要因となることがあります。例えば、ある職場の健診結果にて、「給料の高さと血圧の高さに関連がある」という結果が得られたとします。高血圧を予防するために、従業員の給料を下げるべきでしょうか。この例では「年齢」が交絡因子として作用し、給料と血圧の誤った関連性を導いています。その職場では年齢が高い人は様々な役職についているため給料が高く、同時に加齢により血圧も高いことが考えられます。年齢という交絡因子により給料と血圧に見かけの関連性が認められてしまったのです。

● 生態学的研究 ●

　生態学的研究は、集団を単位として複数の要因間の関連性を検討する研究です（図2-5）。生態学的研究で単位とする集団は市町村、都道府県あるいは国になることもあります。自治体がまとめた既存の調査データなどを用いるため、新たな調査を必要とせず、他の調査に比べ安価に行えることが長所です。その性質から、発症がまれな疾患に焦点を置いた研究ができることも長所といえます。

　欠点は、集団レベルで見られた要因間の関連が個人レベルで観察される関連と必ずしも一致しない可能性があること（**エコロジカルファラシー**）、関連性を検討した集団レベルのデータが異なる個人や集団から観察されたデータであること、集団レベルの多岐に渡る情報を集めるのが困難な場合があること、などです。

生態学的研究とエコロジカルファラシー（2-5）

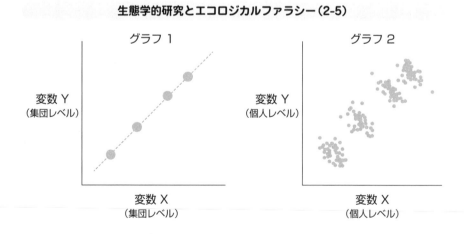

　グラフ1は地域単位のデータで、変数Xと変数Yの関連性を検討したものです。変数Xの増加と変数Yの増加に関連があるように見えます。しかし、グラフ1のデータに各地域の個人単位のデータを表してみると、個人レベルでは、変数Xの増加と変数Yの減少に関連があることがわかります（グラフ2）。このように、生態学研究で集団レベルと個人レベルの要因間の関連が異なることをエコロジカルファラシーといいます（図2-5）。

● コホート研究 ●

　コホート研究は、同じ研究対象者の集団に対し複数時点で調査を行い、長期にわたり追跡する調査です（図2-6）。この調査の特徴は、原因の調査をしながら結果（新たな疾患の発生など）を観察できることにあります。すなわち、「原因-結果」という因果関係の推定に迫れることが強みです。

　例えば、コホート研究が実施された期間内において、喫煙習慣のない集団での疾病の発症率を1としたときに、喫煙習慣のある集団での発症率が何倍になるか（リスク比）を計算することが可能です。原因になり得る事項を研究開始時に決めておく必要がありますが、結果として観察される事象を複数設定することが可能です。一方で、追跡調査を可能とするために、研究対象者と継続的にコンタクトが取れるよう実施体制を整える必要があります。また、コホート研究でまれな疾患の発生を捉えようとすると非常に多数の対象者が必要になってしまいます。多大な人的、物的、金銭的資源を要することもまた、コホート研究の特徴の一つです。

● 症例対照研究 ●

　症例対照研究は、ある疾患に着目し、発症の原因を過去の情報から探し出す研究です。ある疾患を持つ患者集団と、疾患を持たない比較対照となる集団を設定し、原因として疑われる要因について比較を行います（図2-6）。両群において求め、オッズ（＝曝露割合[p]／非曝露割合[1－p]）から、オッズ比（＝曝露群のオッズ／対照群のオッズ）を算出して、曝露と疾患の関連を表す指標として用います。両群が母集団を代表しており、疾患の発生率が低い場合、オッズ比はリスク比の近似値として用いられます。

　症例対照研究の長所は、まれな疾患にも対応が可能なこと、コホート研究と比べて研究費用や負担が少ないことなどがあります。一方で、背景に偏りのない患者集団や対照集団の選定に労力を要すること、過去の情報の信頼性が低いことなどに短所があります。

　症例対象研究は、コホート研究内で行われることがあります。コホート内症例対照研究では、コホート研究で疾患を発症した研究参加者から症例群を選び、残りの非発症の研究参加者から適当な対照群を選ぶことができます。この場合、原因と疑われる要因についてはすでに調査が済んでいるので、通常の症例対照研究よりも信頼性の高い解析を行えることが特徴です。

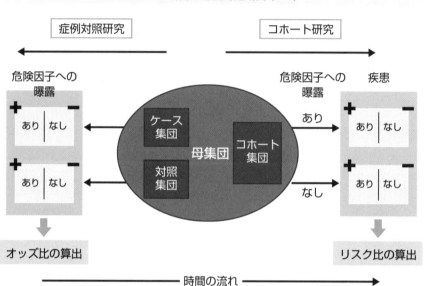

コホート研究と症例対照研究（2-6）

● 介入研究 ●

　介入研究は、他の分析疫学で検討された「原因」となりうる要因を人為的に操作し、期待する「結果」が観察されるかどうかを調べる研究です。その際に行われた人為的な操作を**介入**と呼びます。介入には、治療や投薬をはじめ、様々なレベルの予防プログラム（パンフレット、面接指導、テレビCMなど）やその他の処置が含まれます。人々に直接的に介入を施すので、研究参加者に対する倫理面での配慮は欠かせません。その分野の研究の積み重ねがあり、より綿密に計画され、倫理的配慮を伴って実行される必要のある研究です（図2-7）。

　介入研究の興味は、介入の効果や影響がどの程度あったかを確認することです。例えば、軽度肥満のある男性の集団に対して減量指導の前後で体重を測定しました。前後の体重の差を減量指導の効果としてよいでしょうか。答えはNOです。減量指導の効果を直接把握するためには、同様の肥満のある男性集団でその期間何もしなかった際の体重の変化と比較をしなければいけません。介入の効果を正確に把握するためには、介入が行われる集団（介入群）と比較対照となる介入が行われない集団（対照群）を設定し、両群間の結果を比較するデザインが組まれます。さらに、両集団の背景因子が似通っている必要があります。そこで、介入研究では研究参加者をランダムに介入群と対照群に振り分けることで、介入の有無以外の要因に偏りが生じないことが期待されます。このような介入研究を特に**ランダム化比較試験**（**RCT**：randomized controlled trial）といいます。

　また、集団間に偏りがなくても、介入の有無や内容を自覚することで観察結果に偏りが生じることがあります。この偏りの発生を防ぐ対処に**盲検化**があります。これは、介入による効果を過剰に期待するあまりに従来の生活習慣が変化してしまうことで介入効果に影響を与えることを避ける目的で行われます。この盲検化は、研究参加者自身がどちらの群に割り付けられているのかを知らされない**単盲検**と、介入を実施する研究者側も割り付け内容を知らされない**二重盲検**とがあります。

介入研究における倫理的配慮（2-7）

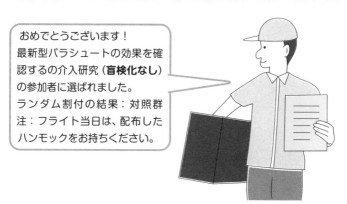

介入内容の決定には、倫理的な配慮が欠かせない。

　これらの配慮の元で介入効果を直接測定できるため、介入研究の結果は強力な根拠となり得ます。しかし、介入効果が目立った研究は発表されやすく、逆に効果がなかった研究は論文等で報告されにくいという結果発表の偏りが懸念されます。その対処として、介入研究は研究計画時に事前にデータベース (UMIN「臨床試験登録システム」、JAPIC「臨床試験情報」、米国医学図書館「ClinicalTrials.gov」など) に登録する必要があります。この登録制度により質の高い研究の実施と報告、倫理面での配慮が維持されています。

● システマティックレビューとメタアナリシス ●

　興味のあるテーマを取り上げた疫学研究を調べてみると、研究によって結果がバラバラでどれを参考にするべきか迷う場合があります。なぜこのように結果がばらつくのでしょうか。結果指標が誤差を持つ場合や対象者や研究手法など研究背景の違いによる場合もあるでしょう。

　ある特定のテーマに取り組んだ研究報告を網羅的に集め、批判的に評価・比較しながらそのテーマについて妥当な知見を得るために行われるのが**システマティックレビュー**です。システマティックレビューの結果は、そのテーマに関する総合的な知見が得られるため、臨床や政策の方針決定に用いられることも多くあります。

　システマティックレビューはより客観的であることが大切です。著者が集めたい情報のみを集めるのではなく、発表された研究結果を網羅的に得るためにどのように情報を収集したかを再現可能なかたちで詳細に報告することが求められます。

　いかに情報を網羅的に収集しえたかがシステマティックレビューの質を決定します。情報源として、なるべく複数の電子データベース (MEDLINE、PubMed、EMBASE、SCOPUS、Cochrane databasesなど) 上で文献を検索し、得られた情報内で引用された文献情報などからさらに著者の手で検索を進めていきます。文献の収集や、それらの文献から必要な情報を抽出することも含め、複数の研究者で作業を行うことも客観性を高めるための大切な要素です。

　システマティックレビューで得られた情報からより実用的な示唆を得るために、複数の研究から得られた効果の指標（平均値の差やリスク比など）を統計的手法により統合し、ばらつきを除いた真の効果の把握を試みることがあります。このような解析を**メタアナリシス**といいます。個々の研究を比較しても結果が異なることで判断に困る場合、メタアナリシスによる効果の統合を経てより妥当な結論が導かれます（図2-8）。複数のRCTの効果を統合したメタアナリシスの結果は最もレベルの高い根拠として認識されています。しかし、メタアナリシスにも弱点があります。それは世の中に発表されており、解析のために収集された結果しか統合できない、ということです。

　システマティックレビューの段階で網羅性に欠けたり、さらに魅力的な研究結果がより論文化されやすいという発表バイアスが生じたりした際に、統合した効果は真の効果を正確に推定できない可能性が生じてしまいます。また、収集された論文の質が高くない場合、いくら多くの報告値を統合したとしても、その結果の質はやはり低いものといわざるをえないでしょう。このあたりの考察がどの程度なされているのかも、メタアナリシスを行った研究論文を読み込む上で大切なことです。

メタアナリシスの例（2-8）

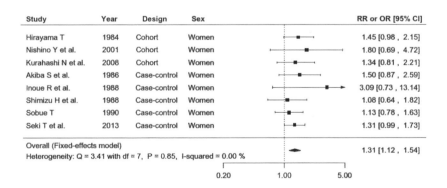

自宅での配偶者の喫煙に曝露した女性の受動喫煙と肺がん発症のリスクを検討した8つの報告を統合した。統合した際のリスク比は1.31（95%信頼区間：1.12-1.54）であり、受動喫煙は、受動喫煙がなかった場合に比べて1.31倍肺がん発症リスクを高めることが示唆された。

(Jpn J Clin Oncol. 2016;46:942-951)

2 3 様々な指標と統計解析

疫学研究では、結果の解析に統計学的手法を用います。ここではどのような統計解析が行われているのか、初歩的な理解を目指します。

データの種類

疫学研究では多くのデータを扱います。データはいくつかのタイプに分けることができます。調査を行った事象 (性別、年齢、体重、血圧、最終学歴、職業など) のことを**変数**といい、その特徴から**連続変数**、**名義変数**、**順序変数**などに分けられます (図2-9)。

連続変数は、数値で表すことのできるもので、連続的な量として測定されるものです。例えば、上記の例では「年齢」や「体重」、「血圧」が該当します。

一方で、質的な情報を持つ変数があります。これらはさらに**名義変数**や**順序変数**に分類されます。名義変数である「性別」は主に生物学的な男性と女性を表し、両者の間に順序関係は存在しません。同様に上記の例の「職業」も名義変数に区分されます。名義変数は、「あり・なし」や「はい・いいえ」などの「0 もしくは 1」の2値変数として扱われることが多くなります。一方、「最終学歴」は質的な情報ではあるものの、中卒、高卒、大学卒、など変数の中で順序関係が存在しますので、順序変数として扱われます。

データの種類 (2-9)

連続変数：連続的な量として測定される変数。

　　　例) 年齢、体重、血圧、HbA1c値

名義変数：質的な情報を持つ変数。変数の間に順序関係は存在しない。

　　　例) 性別 (男性・女性)、試験結果 (合格・不合格)、回答 (はい・いいえ)

順序変数：質的な情報を持つ変数。変数の間に順序関係は存在する。

　　　例) 最終学歴 (中卒・高卒・大学卒)、サイズ (S・M・L)

　しかし、学力や知識の量が必ずしも等間隔で区分されているとは保証できません。連続変数と順序変数の大きな違いは、「値の間隔や比率に意味があるかどうか」ということに現れます。

◦ 平均値と中央値 ◦

　ある集団に対して調査を行った場合、その集団がどのような特徴や傾向を持つ集団なのかを記述する必要があります。その際に用いられるのが**代表値**です。データの特徴に応じて適した代表値を設定しますが、ここでは2つの代表値、**平均値**と**中央値**を紹介します。

　平均値は、ある変数において観察されたデータの総和をデータ数で割ったときの値のことです。算出の過程を見てもわかるように、平均値の算出にはすべてのデータが用いられています。平均値の価値は、すべてのデータを考慮した代表値だということです。一方で、すべてのデータを考慮してしまうため**外れ値**に弱いという欠点があります。

　例えば、ある会社（従業員5人）の平均年収が800万円だとします。就職先として魅力的に見えますが、実際の従業員個々の年収では、社長が2400万円、社員が400万円×4人、4000万円÷5＝平均800万円ということもありえます（図2-10A）。社長の極端に高い年収が平均年収を大きく釣り上げてしまい、社員として働く場合に期待される年収をうまく説明できていません。

　中央値は、ある変数において観察されたデータの中央に位置する値のことです。データ数が奇数の場合はそのとおりですが、データ数が偶数の場合は中央にある2つの値の和を2で割った値（中央の2つの値の算術平均値）となります。

　中央値の特徴は、外れ値に影響を受けにくいという長所を持つことです。先ほどの会社の年収の中央値は、400万円（400、400、400、400、2400の真ん中の値）であり、期待される年収を見誤ることはありません。また、データ上で外れ値が増えても平均値ほどは影響を受けることはありません（図2-10A）。しかし、中央の値しか見ていないため、他のデータの動きを反映しづらいという欠点があります。例えば、社長が年収1000万円の管理職のポジションを新設したとしても、中央値は400万円のままです（400、400、400、1000、2400）。この場合の平均値を算出すると920万円となり、800万円からの120万円の上昇として、このデータの動きを反映することができています（図2-10B）。

　平均値も中央値も、データを要約する代表値として有用です。しかし、上記の例のように、代表値だけではデータの特徴を十分に表現できないのもまた事実です。データの特徴を表すには、代表値に加え、ばらつきの程度を記述することが大切になります。

中央値と平均値（ある会社に勤める社員の年収）（2-10）

A. 社長が2400万円の例

一般社員	一般社員	一般社員	一般社員	社長
400万円	400万円	400万円	400万円	2,400万円

中央値

平均値：（400×5+2400）÷5=800万円

B. 1000万円の管理職ポジションを新設した例

一般社員	一般社員	一般社員	部長	社長
400万円	400万円	400万円	1,000万円	2,400万円

中央値

平均値：（400×3+1000+2400）÷5=920万円

• ばらつきの指標 •

　代表値のまわりをデータがどのようにばらついているのかも重要な情報ということがわかりました。平均値や中央値を報告する際に、ばらつきの指標も併せて報告するようにしましょう。

　平均値を報告する際によく用いられるばらつきの指標に、標準偏差があります。求め方を知る前に、データのちらばりについて少し考えてみましょう。まず、ある連続変数データで平均値を求めた場合、個々のデータを平均値とそこからの「ずれ」として表現できます。個々のすべてのデータで「ずれ」を求めていけばばらつきをうまく表現できそうですが、正負どちらの数でもあり得るため、単純に足し合わせるとゼロになってしまいます。

個々のデータ ＝「平均値　＋　ずれ」　もしくは　「平均値　－　ずれ」

　そこで、「ずれ」を二乗することで正の整数にして扱いやすくします。二乗した個々の「ずれ」をすべて足し合わせ、データ数で割ります。二乗した「ずれ」の平均値、この値のことを**分散**といいます。分散が大きければデータのばらつきは大きく、小さければばらつきは小さいと理解されます。

分散　＝ 平均値からのずれの二乗の総和　÷　データ数
（このとき、データ数－1の値で割り、**不偏分散**と呼ぶことがあります）

　しかし、分散は二乗された数を扱っており、平均値と次元が異なっています。そこで、分散の平方根を求め、平均値と次元を揃えてあげた数をばらつきの指標として使用することがあります。この値を**標準偏差**といいます。

標準偏差　＝　$\sqrt{分散}$

　標準偏差はデータのおおよそのばらつきを理解するのに非常に優れた特徴を持っています。データが平均値を中心とした釣り鐘型の分布（**正規分布**）である場合、平均値±標準偏差の範囲内に、データ総数のうち67%が含まれています。

　また、平均値±（標準偏差×2）の範囲に、95％が含まれます。さらに、平均値±（標準偏差×3）の範囲には、データの99％が含まれるという特徴があります。平均値と標準偏差が報告されていれば、どれくらいの範囲でばらつきを持つデータなのかを知ることができます。

　さて、代表値が中央値であった場合はどのようにしたらよいでしょうか。中央値はデータの位置を重視していました。ばらつきの指標も位置を基準としたものになります。データを四等分したときにできる4つのデータのまとまりのうち、2つめと3つめのまとまりの境目（データのちょうど中央）が中央値でした。そのときできた、あと2つの境目（1つめと2つめの境目と3つめと4つめの境目）、それぞれ第1四分位数と第3四分位数に囲まれた幅を**四分位範囲**（IQR：Inter Quartile Range）といい、ばらつきの指標として用います。例えば「2,2,4,6,6,7,7,9」というデータがあったとき、中央値は6で、最小値は2、最大値は9です。第1四分位数は3（2と4の平均値）、第3四分位数は7（7と7の平均値）、四分位範囲数は7－3＝4です。

　さて、標準偏差と似た用語に**標準誤差**というものがあります。標準偏差はデータのばらつきの指標でした。標準誤差は、平均値などの「推定値のばらつき」を表す指標です。あるデータから求めた平均値は、そのデータを標本とする母集団の平均値の推定値と考えられます。データから導かれた推定値は母集団の真の平均値から誤差（ばらつき）をもって観察されたと考えられます。十分に標本数が大きい場合、標準誤差は次のように求められます。

$$標準誤差 \; = \; 標準偏差 \; \div \; \sqrt{データ数}$$

　サンプルサイズの平方根が分母にあることに注目してください。標準誤差を減らすには、サンプルサイズを増やすことが必要であることがわかります。言い換えると、サンプルサイズを増やしていけば標本の平均値は母集団の真の平均値に近づいていきます（**大数の法則**）。標準誤差は推定値の標準偏差として用いられます。そのため、標準誤差は区間推定の際にも用いられます。平均値±（標準誤差×1.96）の範囲が**95％信頼区間**と呼ばれます。標準誤差に掛け合わせる数字を任意に設定することで、90％信頼区間や、99％信頼区間を推定することも可能です。

偶然誤差と系統誤差

多くの場合、ある真の値を推定した値は誤差を伴ったものであると理解できます。推定結果にランダムに生じてしまう誤差を**偶然誤差**といいます。一方、何らかの条件が作用して一定量常に生じてしまう誤差を**系統誤差**といいます。少し離れたゴミ箱に丸めた紙屑を投げ入れてみましょう。うまく入ることもあるし、外れてしまうこともあります。多くの紙屑を繰り返し投げると、外れた紙屑はゴミ箱を中心にその周りにランダムに散らばった状態になります。これは偶然誤差が生じている状態です。一方で、扇風機がゴミ箱に向かって風を送っているとどうでしょう。ゴミ箱を狙っても風のせいで一定方向に流されて散らばるようになります。紙屑同士の散らばり方は偶然誤差ですが、すべての紙屑が風に流されており、ゴミ箱から一定にずれた状態で散らばります。この一定のずれが系統誤差です。

この偶然誤差と系統誤差の程度を表す指標が精度と正確度です（図2-11）。**精度**とは、推定を繰り返し行ったときに結果がどの程度ばらついているのかの指標で、偶然誤差の程度を表しています。精度が高い推定は再現性の高い推定で、繰り返し推定を行っても各々の結果は近い値になります。また、推定を繰り返して値を平均したときに、偶然誤差はゼロに近づきます。

正確度とは、推定値が真の値をどれくらい正確に推定できているかの指標です。正確度の高い推定は、真の値に近い推定値を求めることができます。しかし、正確度の低い推定は、系統誤差により真の値を正確に推定することができません。系統誤差は常に一定程度生じる誤差なので、その原因を特定し、取り除くことでしか対応することができません。しかし、一般的に系統誤差の原因を把握できることは困難なので、推定値の解釈には慎重さが求められます。

精度と正確度（2-11）

的の中央を測定したい真の値としたときに、精度と正確度の程度により個々の測定値がどのように振舞いうるかを図示している。

検定とp値

　疫学研究のデータ解析では**検定**が多く行われています。検定では、比較される複数のグループの間で、興味のある指標（平均値や割合）に差があるのかどうかを確かめようとします。しかし、多くの場合興味のある指標はばらつきを持っています。そのため、データで実際に差が観察されたとしても単なるばらつきにより見られた差である可能性もあります。さて、「差がある」ことをどのように示すべきでしょうか。

　ばらつきによる差は、平均値を中心に、その周囲に正規分布すると考えられます。このときに、ゼロから遠く離れた値、すなわち、差がその値かそれよりも極端な値になる確率が十分低い場合に「差がある」と判断することにします。慣例的に、その確率は5%とされることが多く見受けられます。このときの閾値（いきち：しきいち）を**有意水準**、この確率のことを**p値**（ピーち）といいます。

　例を示しながらまとめると、次のようになります。検定では「変数Xについて、グループAとBの平均値に差はない（差はゼロである）」ことを否定することで「差はゼロではない＝差がある」ことを判定しようと試みます。そして、差がゼロであると仮定

した場合に有意水準である5%（p値＝0.05）よりも少ない確率で得られる差が観察された際に「差がある」と判断します。

　さて、ここで問題があります。データで観察された差を表現するp値が有意水準の5%を下回らなかった場合は、どのように解釈するべきでしょうか。正しい解釈は、「差があるかどうかについて何ともいえない」です。決して、「差がゼロであるという仮説が正しい」と解釈してはいけません。また、p値は「差がゼロである仮説が正しい確率」でもありません。また、p値が有意水準を超えたかどうかだけで科学的に意味があるかどうかは判断できません。加えて、p値は差や効果の大きさ、結果の重要度を示すものではありません。

　p値とは、「ある統計モデルのもとで（例えば、『変数Xの群間差がゼロである』など）、データの統計的要約（例えば、平均値の差）が観察された値と等しいかより極端な値であるという確率」のことです。すなわち「得られたデータの統計的要約が、ある特定の統計モデルにどの程度そぐうか」を表した指標といえます。実は、検定からはp値のもたらす情報以上のものが得られません。これが検定の限界です。

● 推定と信頼区間 ●

　保健、福祉、医療の現場では、「差があった」という事実よりも「どの程度の差なのか」に興味があります。薬剤の効果を例にすると、「薬剤Aと偽薬の効果に差があった」よりも、「薬剤Aと偽薬の効果の差は○○であった」の方がより情報量が多く、役に立つ内容であることがわかります。複数のグループの間で見られた興味のある指標（平均値や割合）はばらつきを持つため、群間で比較した指標の差もばらつきを持つことが想定されます。データから得られた指標の差は、ばらつきを持つ真の差の推定値であるため**点推定値**といいます。また、真の差が含まれているだろう区間を推定することを**区間推定**といい、推定された区間を**信頼区間**といいます。

　仮説を「差がゼロである（差がない）」としたときに、仮説とデータがどの程度適合するのかの指標がp値です。ここで、割合の差の検定を例に、仮説の差を-1から1の間で変化させたときのp値を確認してみます。このとき、片側p値は点推定値のときに0.5と最大になります。点推定値よりも少ない差や多い差を検定するとp値は小さくなり、片側p値＝0.025となる上限と下限の2点で囲まれた範囲が95%信頼区間です。「同様の調査を100回行って100個の信頼区間を求めた場合、そのうち95個の信頼区間は真の値を含んでいる」、という解釈になります。

この区間は「点推定値±標準誤差×1.96」という式で表すことができます。平均値の差を検討する際に、『「95%信頼区間にゼロが含まれていない」＝「差がゼロである」という仮説で有意水準5%の検定で有意になる』という関係性が成立します。

● いろいろな統計手法 ●

検定や推定について学んでも、実際にどのように統計解析を行えばよいかわからないという悩みがなくならないかもしれません。いま、目の前にデータがあるのに解析手法がわからなくて困っている場合、少し考えなくてはいけません。それは、「データを集める前に、解析手法の選択について考えるべきではなかったのか」ということです。

どのようなことを検討したいのか、そのためにどのようなデータが必要か、そのデータはどのように集めればよいか、といった研究計画の段階で統計解析の計画がなされている必要があります。

多くの場合、統計解析手法は基本的な原則に従って選択することが可能です。統計解析手法の選択に必要な情報は、変数の型や、比較する群の数や層別の解析か、といったものです。変数の型は、ここでは名義変数にある「あり・なし」などの「二値」によるものか、連続変数によるものかを指しています。比較する群の数では、2つの群間差を比較するのか、2群以上の比較や2群の比較を層別に行うのか、といった情報です。

●二値×2群の比較

例えば、喫煙のあり・なしが後の肺がん発症のあり・なしの割合（発症リスク）に違いをもたらすかを検討する場合があります。喫煙に効果が無ければ集団間で疾患を発症する割合はほとんど同じになることが期待されます。しかし、割合に差が生じるとしたときそれがどの程度なのか（**推定**）、「差がない」という仮説にどの程度そぐうのか（**検定**）を確認する必要があります。リスク差やリスク比を算出し、「割合の差の検定」として**カイ二乗検定**（カイにじょうけんてい）を行います。

●連続変数×2群の比較

例えば、高血圧患者の集団をランダムに栄養指導を受けた群と受けない群に割り付け、収縮期血圧の値に差が生じるかを検討します。収縮期血圧の値は連続変数なので、ここでは平均値を求めてみます。もし栄養指導に何の効果もなければ、両群の収縮期血圧の平均値はほとんど同じであることが期待されます。

　しかし、平均値に差が生じた場合、それがどの程度の差で、「差がない」という仮説にどの程度そぐうのかを確認する必要があります。平均値の差を算出し、「平均値の差の検定」として**t検定**（ティーけんてい）を行います。

●二値×層別の解析

　二値の3群以上の解析は、結果の解釈が可能かも考える必要がありますが、いわゆる「n×mの分割表によるカイ二乗検定」などとして対応が可能です。層別の解析として、例えば、喫煙のあり・なしとあとの肺がん発症のあり・なしとの関連を、性別の影響を考慮して検討したい場合があります。男性集団での喫煙と肺がん発症の関連、女性集団での喫煙と肺がん発症との関連を検討し、結果を統合して表すことができます。この解析は**マンテルヘンツェル**（Mantel-Haenszel）**検定**といいます。

●連続変数×層別

　連続変数で2群よりも多い群間での平均値の差を比較したい場合には、**分散分析**を行います。分散分析は、全体の平均値から各群の平均値がどれくらいばらつくか=各群による平均値に差があるかを検討します。分散分析は観察された連続変数で表されるデータの分散を、誤差によるばらつき（誤差分散）と群の違いによるばらつきに分けます。誤差分散を分母に、群間のばらつきを分子に置いたときに算出されるF値が大きな値になったときに、誤差のばらつきよりも群間のばらつきが大きい=群の違いが差をもたらす、として理解することができます。

　注意が必要なこととして、比較した群が3群よりも多い場合に分散分析で平均値に差があると判断されても、どの群間に差があるのかまではわかりません。多重比較としてどの群間に差があるのかを確かめる作業が必要になります。

　また、層別解析は**二元配置分散分析**で行われます。例えば、高血圧の人々に対して、何もしない、栄養指導、栄養指導＋運動指導、を行った場合に後の血圧に差が生じるかを検討します。この場合は分散分析で行えますが、男女の違い（性別）で結果が異なるのかを検討したい場合に用いられるのが二元配置分散分析です。二元配置分散分析の場合、指導の違い×性別の違いで群間差の程度が異なることがあります。これを**交互作用**といいます。分散分析の中で、指導の効果、性別の効果と共に指導×性別の効果（交互作用）を加えて検討を行う必要があります。

　ここでは一例を紹介しましたが、まだまだ紹介しきれないたくさんの解析方法が存在します。実際の解析はコンピューター上で行われることがほとんどです。しかし、結果の見方や解釈、それ以前に何をどのようにコンピューター上で操作するのかを自分自身で知っておかなくてはいけません。この本に限らず多くの文献や実例にあたり、誤った解析方法を採用しないように注意することをおすすめします。

● 統計か疫学か ●

　「統計は難しい」、「どの検定を行えばいいかわからない」という悩みや戸惑いはどんなに学習を進めても付きまとうものです。そんなときに落ち着いて考えたいのは、「手元にあるデータがどのようなものか」、「どんな結果を知りたいのか」といったことをしっかりと理解しているのかどうかです。言い換えると、データの特徴や検討したいことがわからなければ、統計解析の適切な手法を選択することができないということです。もしかしたら、私たちには統計解析よりも疫学の理解が足りていないかもしれません。卒業研究が控えている状態で何かデータを取らないといけない、あるいは、保健医療の現場ですでに手元にあるデータを使って何かできないか考える、といったこともあるでしょう。大切なのは、しっかりと計画を練ってから動き出すことです。

　研究仮説を決定したら、その仮説を確かめるのに必要な結果はどのようなものかを考えましょう（例えば、要因間の関連を見たい➡割合の差なのか平均値の差なのか➡…）。その結果を出すために、どのような解析が必要で、おおよそどのようなデータを集めるとよいのかの見当がつきます。すでに手元にデータがある場合にも、どのような変数が揃っているどのような種類のデータなのか、代表値やばらつきはどのような状態かを確認することができます。そもそもこのデータがどのように集められたか、データの質はどうか、といった情報も非常に重要です。そこで自身の興味と照らし合わせて、このデータでならこのような結果を出すことが可能だろう、という見切りをつけることができます。

　もし統計手法の選択に迷ったら、一度は「自分が躓いているのは疫学の段階では？」と考えてみましょう。自分がどのような変数のどのような指標を比較しようとしているのか、もう一度整理してみることをおすすめします。その先の問題に対しては専門家の力を借りることも必要です。多くの場合、統計の専門家になるよりは統計手法を使う者としてどのように振舞うかが重要です。

「統計手法に関する漠然とした迷いを具体的な迷いに変えられる」「明確な目的をもって文献を調べられる」「統計の専門家に具体的に質問できる」などを目標にすることをおすすめします。

◉ Discussion ◉

1. 「血圧が高いと心筋梗塞になりやすい」という仮説を検証するために、循環器病棟に入院中の心筋梗塞患者の血圧を測定し、高血圧に分類される者の割合を求めた。この検証方法を批判しなさい。

2. RCTやシステマティックレビュー＆メタアナリシスにより確認された根拠はより確からしいものとして扱われる。健康に関するすべての物事はこのような手続きを経て実用されるべきだろうか。このような手続きを要さない例外があるとしたらどのような場合だろうか。

3. ある飲料のトクホ認定を目指した試験で、「太り気味の成人男女を対象に2カ月間使用すると、体重が0.5kg減少する」との結果が得られた。この体重の減少が統計学的に有意かどうかは、この飲料の価値にどの程度影響を与えるだろうか。

4. 無作為抽出（ランダムサンプリング）と無作為割付の目的の違いを説明せよ。

5. 介入研究を実施する際には介入が施されない対照群を設定する必要がある。介入効果を確かめるという研究内容を説明したあとに対照群の対象者として参加を依頼する際に、研究に前向きに参加してもらうにはどのような配慮が必要か。

参考文献

・はじめて学ぶやさしい疫学〜疫学への招待〜（南江堂）
・ロスマンの疫学　科学的思考への誘い（篠原出版新社）
・わかりやすいEBNと栄養疫学（同文書院）
・松山裕. 統計的仮説検定と効果の推定（＜連載＞統計学再入門 第2回）. 心身医学 2013:53（7）.687-693.
・Wasserstein RL, Lazar NA. The ASA's statement on p-values: context, process, and purpose. The American Statistician. 2016;70:129-133.

統計家としてのナイチンゲール

　イギリスの看護師フロレンス＝ナイチンゲール（1820～1910年）は白衣の天使として伝記でも有名です。しかし、日本ではナイチンゲールが統計と深く関わりがあることはあまり知られていません。

　1853年にロシアとトルコ間で起こったクリミア戦争に、ナイチンゲールはイギリス政府より看護師として派遣されました。彼女は看護師としての仕事の傍らで戦死者・傷病者のデータを分析し、戦死者の原因の多くが、戦闘によるものではなく、傷

を負ったあとの治療や病院の衛生状態が不十分であることをデータで示したのです。このとき用いたグラフが「鶏のとさか」と呼ばれる円グラフ。彼女はデータを示すことで野戦病院の衛生状態改善のための予算要求を通し、院内死亡率の改善に貢献したのです。

　このような、統計家としての一面を知れば、優しそうな白衣の天使というナイチンゲールのイメージは変わってしまいそうです。

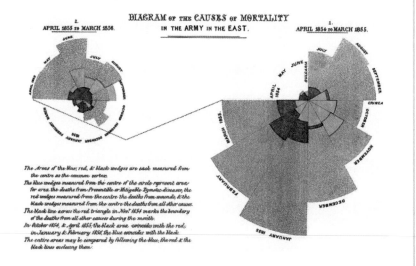

Chapter

3

保健医療統計

国や行政が行う保健医療統計。そこから得ら
れる集団における疾病の指標やその推移は、公
衆衛生対策の根拠となります。この章では、日本
における保健医療と関連統計にどのようなもの
があるか、どのような指標があり、どのようなこ
とがわかるのか、理解を深めてみましょう。

人口について知りたい

日本では、どこでどのくらいの人が暮らしているのでしょうか。毎年どのくらいの人が生まれ、亡くなっていくのでしょうか。このような人口に関する指標は、人口動向を把握するだけではなく、疫学指標の分母情報としても用いられ、基幹情報ともいえるものです。

・ 国勢調査 ・

　ある時点（年など）での人口の規模や構成（男女比、年齢層分布など）、を表す人口静態調査は、日本では**国勢調査**として実施されています。国勢調査は毎年実施されているわけではありません。国勢調査は、10年ごとの大規模調査とその中間年の簡易調査からなります。調査員が国勢調査区に「常駐」していると見なされる者に対し、調査票を配布、記入してもらい回収します。平成27年の調査では、調査票と合わせてインターネット回答が実施されました。調査項目は調査年によって異なりますが、平成27年の調査では、氏名、男女の別、出生年月、国籍、配偶関係、現住居での居住期間、就業状態、事業所の名称と事業の種類など個人に関する情報と、世帯に関する情報が収集されました。調査区から収集された情報は、市区町村、都道府県を経て、総務省統計局に回収されます。

　こうして集められた調査票情報から、どのような指標が得られるのでしょうか。まずは、いうまでもなく人口です。国勢調査から得られた人口と出生児、死亡者数などの人口の動向を含んだ基本式で、各月各年の人口が推計されます。現在では、5歳階級年齢別、男女別の人口は、全国では隔月1日、全国および都道府県別に各年10月1日と基準日が設けられています。国勢調査の開始された1920年には5600万人であった日本人人口は、第二次世界大戦中の減少とその後のベビーブームを経て、2015年10月1日の時点で約1億2710万人となりました（図3-1）。

　年齢別人口も、国勢調査のデータをもとに明らかにされます。年齢別に0〜14歳を**年少人口**、15〜64歳を**生産年齢人口**、65歳以上を**老年人口**と定義します。超少子高齢社会を迎えた日本では、年少人口と生産年齢人口が減少し、老年人口が増加しています。国勢調査人口を基に作られる**生命表**は、死亡率（年間死亡数を10月1日の日本人

日本の人口推移 (3-1)

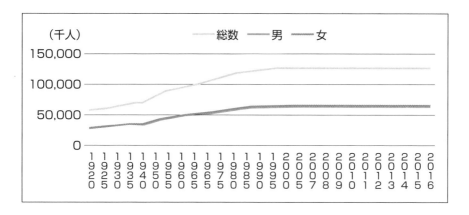

人口で除し、千を乗じる)、生存率 (ある年齢まで死亡しない確率) などの生命関数を用いて表されています。

　国勢調査による推計人口は、様々な統計指標を算出する際の分母情報 (人口) として用いられます。ほかの人口情報としては、住民票をもとにした住民基本台帳によるものがあります。

　国立社会保障・人口問題研究所では、国勢調査から得られた人口と人口動態統計 (後述) から、出生率や生存率を考慮し、将来の人口を推計しています。**人口ピラミッド**は、性および年齢別 (縦軸) の人口構成 (横軸：人数) を表したもので、過去から現在に至るまでの人口構造の変化と、その要因となった社会的要因 (戦争、死亡率、経済状況、迷信 (ひのえうま) の影響など) を探ることができます。

　ここで2016 (平成28) 年の人口ピラミッドを見てみましょう (図3-2)。日本では、1947～1949年生まれの団塊世代とその子どもたち世代である団塊ジュニア (1971～1974年生まれ) が人口ピラミッドに2つの隆起を作り、それぞれ、2016年の0歳児人口約100万人の2倍を超える人口規模であることがわかります。この団塊世代、団塊ジュニア世代が健康寿命である70歳を超えるとき、少ない生産年齢人口で老年人口と社会を支えなくてはいけないことが一目でわかります。

日本の人口ピラミッド（平成28年）（3-2）

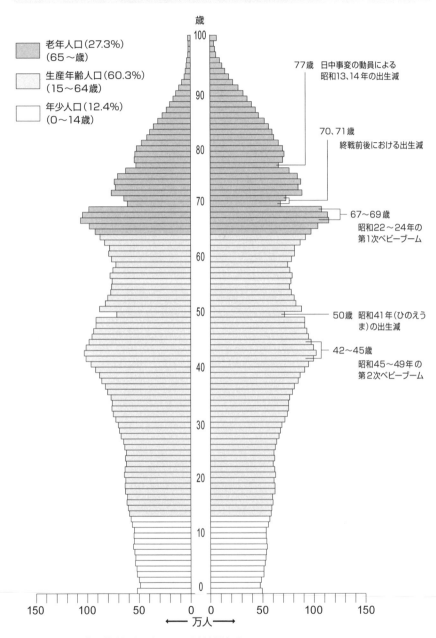

歳

老年人口（27.3%）
（65～歳）

生産年齢人口（60.3%）
（15～64歳）

年少人口（12.4%）
（0～14歳）

77歳　日中事変の動員による
昭和13、14年の出生減

70、71歳
終戦前後における出生減

67～69歳
昭和22～24年の
第1次ベビーブーム

50歳　昭和41年（ひのえう
ま）の出生減

42～45歳
昭和45～49年の
第2次ベビーブーム

150　100　50　　0　　0　　50　100　150
←　万人　→

出典：総務省統計局「人口推計（平成28年10月1日現在）」（総人口）

● 人口動態統計 ●

　人口動態統計により、ある期間内の出生、死亡、婚姻・離婚といった、人口の増減や構造の変化を把握することができます。人口動態統計は、国勢調査と異なり、出生届や死亡届などの各種届出から情報が集約されます。

1) 出生

　出生に関する指標でよく耳にするのが**合計特殊出生率**です。これは、15歳から49歳までの母の年齢別出生数を同年齢の女子人口で除し、すべてを足し上げたものです。これで1人の女性が出産可能とされる年齢の間に産む子供の数の平均が表わされます。合計特殊出生率が2.1を下回ると、将来人口は減るとされています。この他、母の年代別女子出生数を年齢別女子人口で除し、15〜49歳まで足し上げた**総再生産率**があります。さらに、総再生産率に、同世代の女性の死亡率を考慮した**純再生産率**が出生の指標として用いられます。この純再生産率が1を下回ると、およそ30歳以下の世代で人口減少が始まるとされています。2016年時点での純再生産率は0.70でした。最近の出生の傾向としては、結婚してから第一子が産まれるまでの期間が長くなっていること、30代の母の出生率が増加しているのに比べ、20代の母の出生率が減少しているなど、母親の高年齢化が挙げられます。

2) 死亡

　死亡は、当然ながら高齢になればなるほど起きやすくなります。集団の死亡率を検討するときには、その集団の年齢構造を考慮した指標を作成することで、ほかの集団との比較が可能になります。その**年齢調整死亡率**を求める際には、年齢別の死亡率にある標準人口の死亡率をかけ、その総和を求め、標準人口の総数で割る**直接法**があります。集団の規模が小さく年齢別死亡率がわからない場合には、対象集団の実測死亡数を期待死亡数で除する**標準化死亡比**を求めます。2016年の粗死亡率は人口1000人あたり男性11.9、女性9.9でした。しかし男女別に年齢調整死亡率を計算してみると、男性4.8、女性2.5となります。粗死亡率は年々増加するも、年齢調整死亡率は減少しており、人口の年齢構成を考慮しなくてはならないことがわかります。(図3-3)。

　では、日本では、どのような死因が多いのでしょうか。死亡診断書・死体検案書に記
された死因（国際疾病分類：ICD-10）によると、現在は悪性新生物（いわゆるがんや悪
性腫瘍）、心疾患、肺炎（男性）、老衰（女性）が死因ワースト3となっています。より長
期的な傾向を見てみましょう。主要死因別の年齢調整死亡率では、男女ともに第二次世
界大戦以降に結核による死亡率が大幅に減少、脳血管疾患による死亡も減少していま
す。一方で、悪性新生物による死亡の減少は緩やかで、日本においてがんの死亡率の低
下が課題であることがわかります（図3-3）。その悪性新生物の部位ごとに年齢調整死
亡率の推移を見ると、部位によって大きく異なるのは一目瞭然です。男女共に胃がんの
年齢調整死亡率は減少を続けているのに対し、膵がんは増加傾向です（図3-4）。

3）寿命と余命

　平均余命は、ある年齢からあと何年生きられるかの期待値で、ゼロ歳時点での平均余
命を**平均寿命**といいます。日本では第二次世界大戦後に乳児死亡率の低下、結核の特効
薬の普及で、平均寿命に大幅な改善が見られました。2017年の平均寿命は、男性
81.09歳、女性87.26歳で、ともに過去最高となりました。特に女性で諸外国を大き
く上回っています（p.118参照）。

4）婚姻と離婚

　人口動態統計では、婚姻と離婚の動向も把握することができます。2017年の推計
婚姻件数は60.7万件で、人口1000人当たりの**婚姻率**は4.9でした。**婚姻率**は、戦後
一時減少するも上昇し、1972年にピークを迎えたのちに減少に転じ、現在ほぼ横ばい
です。一方、**離婚率**は婚姻率の増加より少し早めに増え始め、2002年にピークに達し
たのち、現在は緩やかに減少しています。2017年の推計離婚数は推計21.2万件、
推計離婚率は1.70と、婚姻しても3組に1組は別れる計算となります。

疾患別年齢調整死亡率（3-3）

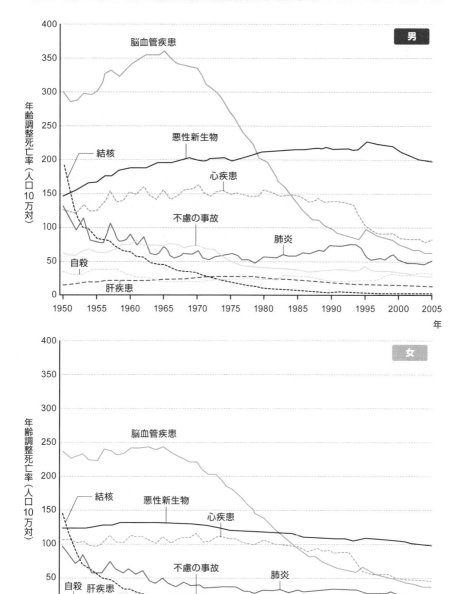

3

保健医療統計

出典：コトバンク「衛生統計」より（情報は人口動態統計より）

男女別、部位別がんの年齢調整死亡率（3-4）

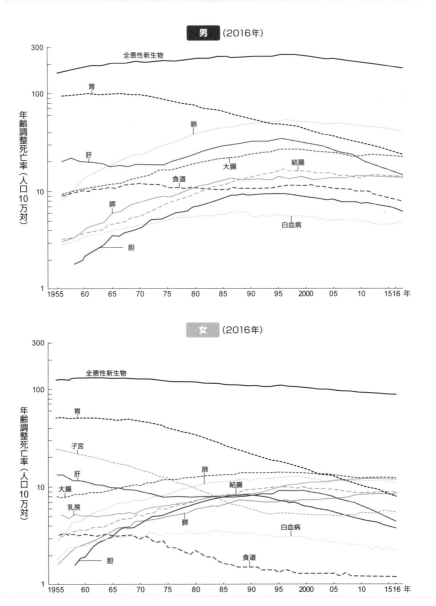

出典：人口動態統計

3 - 2 傷病の統計について 知りたい

ここでは、日本における傷病や健康に関する生活状況を収集している統計情報について学びます。

● どんな傷病でどのくらいの人が治療を受けているの？：患者調査 ●

患者調査は、3年に1度、医療施設を対象に実施される調査です。医療施設で、どのような傷病でどのくらいの人が治療を受けている（受療している）のか状況を把握するもので、ここから得られたデータは医療行政の基礎資料となっています。500床以上の病院はすべて調査対象となり、それ以下の規模の病院は無作為に選ばれます。調査対象となった医療施設の管理者は、10月中旬の指定された日について入院・外来患者の性別、出生年月日、受療の状況、外来・入院の種別、診療費の支払い方法などを回答します。これにより、都道府県・2次医療圏別に患者数および受療率が算出されます。直近で公開されている調査結果は、2014（平成26）年調査のものです。その結果を見てみましょう。

平成26年の患者調査では、調査日に全国の医療施設で治療を受けていた推計患者数は、入院患者でおよそ132万人、外来患者でおよそ724万人でした。推計入院患者数は減少していますが、年齢別には65歳以上の高齢人口が増えてきているのがわかります（図3-5）。傷病分類別では、入院では、「精神及び行動の障害」「循環器系の疾患」「悪性新生物」、外来では「消化器系の疾患」「循環器系の疾患」「筋骨格系及び結合組織の疾患」の順で高い値となりました。さらに調査日の前月に退院した患者の平均在院日数を傷病別に見ると、「精神及び行動の障害」で平均291.9日と他の疾患に比べて格段に長く（第2位の「神経系の疾患」で82.2日）、統合失調症、統合失調症型障害及び妄想性障害に至っては546.1日もの長さでした。一方で、退院支援が進み、在宅治療を受ける人が増えていることもわかります（図3-6）。

年齢階級別にみた推計患者数の年次推移（3-5）

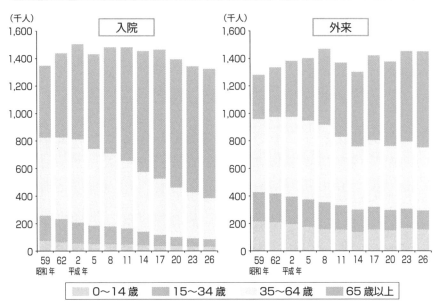

注：平成23年は、宮城県の石巻医療圏、気仙沼医療圏及び福島県を除いた数値である。

在宅医療を受けた推計外来患者数の年次推移（3-6）

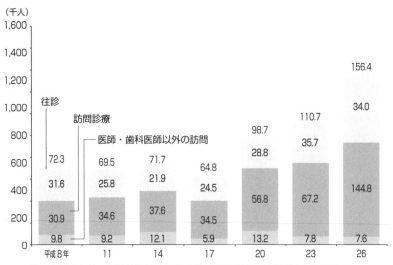

注：平成23年は、宮城県の石巻医療圏、気仙沼医療圏及び福島県を除いた数値である。

（厚生労働省：平成26年患者調査）

● 自覚症状や健康行動がわかる：国民生活基礎調査 ●

国民生活基礎調査は、国民行政基礎調査、国民健康調査、国民生活実態調査、保健衛生基礎調査が統合された統計です。家計や健康、労働など、国民の生活を網羅的に把握することを目的としています。対象は、世帯と世帯構成員で、全国の調査区から無作為にサンプリングされて選ばれます。3年ごとの大規模調査で世帯、健康、所得、貯蓄、介護について調査されます（中間の2年間は簡易調査として世帯と所得のみ）。

直近の調査では、調査員が世帯を訪問し、調査票を配布、世帯員が直接記入し、調査員が回収する方法がとられています。世帯員の自己回答のため、正確でない情報もあるかもしれませんが、幅広い項目が測定されていることから、生活状況と健康の関係を研究するにも適した調査です。調査年によって異なりますが、平成28年の大規模調査では、図3-7の項目が調査されています。

国民生活基礎調査の調査項目（平成28年）（3-7）

世帯票	単独世帯の状況、5月中の家庭支出総額、性、出生年月、配偶者の有無、医療保険の加入状況、公的年金の加入・受給状況など
健康票	自覚症状、通院、日常生活への影響、健康意識、こころの状態、健康診断・がん検診の受診状況など
介護票	介護が必要な人の性別と出生年月、要介護度の状況、介護サービス利用状況、介護者の介護時間など
所得票	前後1年間の所得の種類別金額・課税などの状況、生活意識など
貯蓄票	貯蓄現在高、借入金残高など

直近の公表値（平成28年調査）でわかった国民の健康状況を概観してみましょう。自覚症状を訴える**有訴者**はおよそ国民の3割にものぼります。主な自覚症状は肩こりや腰痛といった筋骨格系の痛みで、男性で鼻づまりや咳・痰を訴えるものが多いのも特徴です。また、1000人あたり約390人が何らかの理由で通院していることも明らかになっています。男女ともに高血圧症での通院が最も高く、男性では次いで糖尿病、歯の病気、女性では眼の病気、歯の病気となっています。

この他、国民生活基礎調査では、悩みやストレスの状況も調査しています。12歳以上の者について、およそ半数の47.7%の人が日常生活での悩みやストレスがあると答えていました。こころの健康状態については、過去1ヶ月間の抑うつ・不安の状況をたずねており、20歳以上で気分障害・不安障害に相当する心理的苦痛を経験しているものは、10.5%にのぼりました。

有訴者率の上位5症状（3-8）

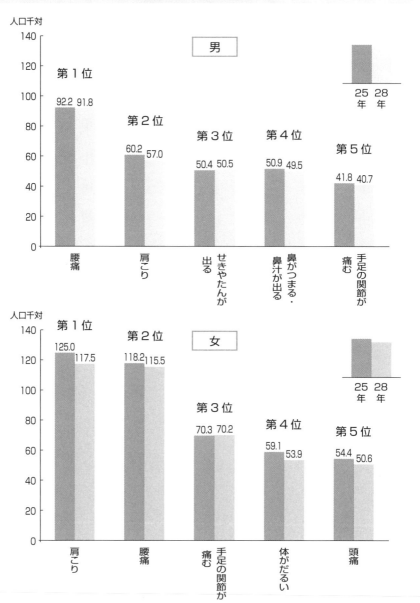

注：1）有訴者には入院者は含まないが、分母となる世帯人員には入院者を含む。
　　2）平成28年の数値は、熊本県を除いたものである。

（厚生労働省：平成28年国民生活基礎調査）

　この他、睡眠や休養充実度、飲酒、喫煙、健康診断受診、がん検診受検の有無などの、生活習慣や健康行動を把握することができます。

● 国民健康・栄養調査 ●

　第二次世界大戦後の食糧事情把握のために開始された調査は、現在、健康増進法に基づく**国民健康・栄養調査**として実施されています。対象者は国民生活基礎調査の対象者からさらに選ばれ、身長・体重、血圧、血液検査などの身体状況調査と、喫煙・飲酒・運動・休養などの生活習慣調査が行われます。さらに、栄養摂取状況調査として、ある1日の摂取食品の秤量ないし目安量を入力してもらい、エネルギー摂取量などが推計されています。直近の平成28年の調査では、心筋梗塞や脳卒中などの重要なリスク因子である糖尿病有病者と糖尿病予備軍は、いずれも約1000万人と推計されました。

● 衛生行政報告例 ●

　衛生行政報告例は、都道府県や指定都市および中核都市における衛生行政の実態を調査するものです。精神保健福祉、栄養関係、衛生検査、生活衛生、食品衛生、乳肉衛生、医療、薬事、母体保護、特定疾患（難病）、狂犬病予防に関する施設単位のデータが各都道府県と厚生労働省に収集されます。

● がん登録 ●

　がん登録は、がん患者の診断、治療および転帰に関する情報を収集し、保管、整理し解析するシステムです。住民ベースの**がん登録**（都道府県や国など）、がん診療連携拠点病院に据えられている**院内がん登録**、学会などが独自で設置している**臓器がん登録**があります。このシステムにより、集団内のがんの罹患と生存に関する情報を隔たりなく収集、正確に分析することができます。日本では各都道府県が**地域がん登録**としてがん登録事業に取り組んできましたが、2016年から**全国がん登録**が開始され、病院からがんと診断され治療を受けたすべての人の診療情報が集約されるようになりました。死亡情報も組み合わせ、がんの罹患率、進行度、受療状況、生存率について、日本全体の状況がようやくわかるようになるのです。

●Discussion●

1. この章で紹介したデータの多くは、各地域から無作為に抽出された「標本」を対象に集められ、その値から推計値が算出されている。全数調査である「悉皆調査」と比べた利点や欠点はなんだろうか？

2. 1995年に死因の登録に用いられる疾病分類コード（ICD）が変更された。年次推移を見る上で、どういったことに気をつけたらいいのだろうか？

参考文献

・内閣府ホームページ
・統計局ホームページ
・厚生労働省ホームページ
・公衆衛生がみえる 2018-2019（メディックメディア）
・日本がん登録協議会ホームページ
・標準公衆衛生・社会医学　第2版（医学書院）

Chapter

4

医・医療の倫理

患者と医療者といった関係者が、正確な事実
に基づき、一貫性のある良い価値判断をし、公正
な視点に基づき、患者にとって最適な判断と行
動を選択する。そのために、医療において倫理は
なくてはならないもの。ここでは、医療や医学の
トピックを倫理的な側面から検討すると共に、
その根拠について学びましょう。

4 - 1 医・医療の倫理のトピック

倫理とは、「人と人が関わりあう場においてのふさわしい振る舞い方」「仲間の間で守るべき秩序」（赤林ほか『入門・医療倫理Ⅰ』）と定義できます。ここでは、最近の医・医療の倫理における主な話題を取り上げ、問題点を整理します。

● パターナリズムからインフォームド・コンセントへ ●

医と倫理の歴史は古く、紀元前4世紀のギリシャに遡ります。この頃著されたのが、医師の職業倫理について明文化した「**ヒポクラテスの誓い**」（**図4-1**）です。この宣誓文で、医師の職業倫理として、患者のプライバシーの保護、患者の利益の優先、患者の差別の否定などが唱えられ、現在でも医の倫理の根幹となっています。この考え方は1948年の**ジュネーブ宣言**へと引き継がれました（図4-2）。しかし、近年、ヒポクラテスの誓いの根底にある、患者にとって最良の医療は何かを判断するのは医師であるという**パターナリズム**に批判が起こります。目まぐるしく進化する現代の医療・医学において、医療を受ける主体である患者本人の主体的な意思決定が無視されることへの批判へと至り、患者の意思決定を基本とする医療体制づくりの機運が高まります。

ヒポクラテスの誓い（4-1）

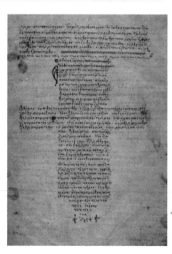

◀十字の形で記された12世紀
東ローマ帝国の写本
（Wikipediaより引用）

ジュネーブ宣言（4-2）

医師の一人として参加するに際し、
・私は、人類への奉仕に自分の人生を捧げることを厳粛に誓う。
・私は、私の教師に、当然受けるべきである尊敬と感謝の念を捧げる。
・私は、良心と尊厳をもって私の専門職を実践する。
・私の患者の健康を私の第一の関心事とする。
・私は、私への信頼のゆえに知り得た患者の秘密を、たとえその死後においても尊重する。
・私は、全力を尽くして医師専門職の名誉と高貴なる伝統を保持する。
・私の同僚は、私の兄弟姉妹である。
・私は、私の医師としての職責と患者との間に、年齢、疾病もしくは障害、信条、民族的起源、ジェンダー、国籍、所属政治団体、人種、性的志向、社会的地位あるいはその他いかなる要因でも、そのようなことに対する配慮が介在することを容認しない。
・私は、人命を最大限に尊重し続ける。
・私は、たとえ脅迫の下であっても、人権や国民の自由を犯すために、自分の医学的知識を利用することはしない。
・私は、自由と名誉にかけてこれらのことを厳粛に誓う。

（日本医師会訳）

インフォームド・コンセントは、医療者側は、患者が意思決定を行うための十分な説明を行い、患者がそれを理解し納得した上で、同意をし、選択するという一連の行為のことです。例えば、患者が自身の検査による診断結果を知り、治療法について考えうる選択肢とそれらのリスクと利益（ベネフィット）を知った上で、自分自身でその治療を受けるか否かを判断するというものです。

インフォームド・コンセントは、その患者の主治医だけではなく、すべての医療者の努力義務です。患者は、同意や選択を無条件で撤回することもできます。患者は一度同意したこと、選択した内容を撤回することもできます。そのことで患者にペナルティが課されることもありません。また、患者は「知る権利」と同様に、「知りたくない権利」も尊重されなくてはなりません。

もちろん、インフォームド・コンセントの実施には例外もあります。緊急時で迅速な意思決定が必要な場合、患者が乳幼児であるなど本人の意思決定が難しい場合には、同意なしでの治療開始や代理人の同意を以って本人同意とすることもあります。医療者と患者が対話を重ね、協力体制を確立することで、患者にとって最善の医療が提供され

ることを目指します。医療者は、膨大な医学・医療の情報のうち、意思決定に必要な情報を、患者ごとに見極め、提供する必要があります。インフォームド・コンセントが適切に実施されるには、患者にわかりやすく情報を提供する医療者側のスキル教育など、多くの課題が残されています。

● セカンドオピニオン ●

患者の自己決定権行使を支える取り組みの一つに、セカンドオピニオンがあります。**セカンドオピニオン**とは、診断や治療方針など主治医の意見（**ファーストオピニオン**）に患者が納得できない場合に、主治医以外の別の医師に意見を求めることです。セカンドオピニオンを受けることで、別の医師の別の視点からの意見を聞くことができ、患者にとって納得した選択をする助けになります。しかし、進行の早い疾患では、セカンドオピニオンを検討する間に、治療の遅れをきたすリスクもあります。

セカンドオピニオンを受ける場合は、まず、主治医の説明を理解した上で、主治医にセカンドオピニオンを受けたい旨を相談します。紹介状や診療情報提供書、検査結果などの必要情報を入手し、セカンドオピニオンを申し込みます。セカンドオピニオン後は、主治医に結果を報告し、患者本人にとって納得できる医療やサービスを選択する一助とします。

● 個人情報保護と医療情報の開示 ●

個人情報には、患者の氏名や診療録など個人を特定できるもの、遺伝情報や健康保険証の番号など個人を識別できる情報が含まれます。「**個人情報の保護に関する法律**」（2005年施行）では、医療機関はこれらの個人情報を適切に取得・保管・利用する個人情報取扱事業者とされています。すべての個人情報取り扱い事業者は、生存する個人の個人情報について、厚生労働省が取り決めた「医療・介護関係事業者における個人情報の適切な取り扱いのガイダンス」に基づき、利用目的の制限、本人の同意取得なしでの個人情報の第三者提供の禁止などを遵守しなくてはなりません。「医療・介護関係者における個人情報の適切な取り扱いのためのガイダンス」では、死者の個人情報も、遺族など生存する者に関連する個人情報であれば、個人情報と見なしています。

これらの個人情報は、本人（またはその代理人）から開示請求があった場合には、医療機関は、開示しなくてはいけません。患者が死亡した際には、遺族に対し、死亡に至るまでの治療経過等の診療情報を提供することが義務づけられています。

IT化やインターネットの普及に伴い個人情報の電子化も進む中、データの流出や改ざんなどの被害も拡大しています。医療機関では、情報セキュリティ対策を万全に行い、データの流出などの未然防止に努めなくてはなりません。

尊厳死・安楽死

医療技術が急速に進展する現在、終末期（死が間近に迫っている状態）において、栄養摂取や呼吸などが、自発的には困難になっても、医療機器などにより継続することで、延命することが可能になりました。そんな中、不治が見込まれかつ末期の場合には、患者の事前の意思表示に基づいて、栄養や人工呼吸も含めた延命措置を行わず、人としての尊厳を保ちつつ死を迎えることを**尊厳死**といいます。尊厳死は、リスボン宣言（p.70参照）に含まれた患者の尊厳を保つ権利の行使です。

安楽死は、尊厳死とは異なり、疾病により心身の大変な痛みに苦しみ、かつ死が迫る患者の求めに応じ、何らかの医療行為で患者を絶命させることを指します。安楽死には、**消極的安楽死**（延命などの治療を中止する）、**間接的安楽死**（苦痛緩和の結果、死が早まる）、**積極的安楽死**（死を早めるための措置をとる）の3つがあります。

日本には尊厳死や安楽死を認める法律は今のところ存在しません。積極的安楽死が行われた事例はありますが、医師など関わった医療者が有罪を受ける判決が続いています。厚生労働省や関連学会からは、終末期医療のプロセスに関するガイドラインや提言が出されています。しかし、患者本人の権利保護、そして医療者の法的安全性のために、どのような法律や法制度が必要なのか、医療や法の専門家による議論はまだまだ必要です。

生殖医療と出生前診断

生殖医療は格段に進歩し、他人から提供された精子や卵子を用いた人工授精による妊娠出産、代理懐胎など、子どもを望む人が子どもを持てる可能性は大いに広がりました。しかし、技術の進展に比べ、倫理的対応が追いついているとはいえません。当事者である親たちや医療者だけでなく、生まれてくる子を取り巻く社会も、共に考え続けるべき課題が多く残されています。

例えば、代理出産の場合、妊娠出産というある種の健康に関わるリスクを長期間に渡り他人に課すことが許されるのでしょうか。出産後、速やかに子どもを遺伝上の親に引き渡すという契約のもとでも、代理の母が子どもに母性を感じ、子どもの引き渡し拒否

が起こることもありえます。何よりも、生まれてくる子どもへの配慮は最優先されるべきでしょう。生殖医療の捉え方は、宗教や文化も意思決定に強く影響するため、各国で慎重な議論と判断プロセスの形成が必要です。

　出生前診断として、近年では母の血液から胎児のDNAを採取し、胎児の染色体異常や先天性の障害や疾患の診断が行われています。出生前診断には、出生前に胎児の異状がわかることで、出生前から医学的な対応が検討できるというメリットがあります。一方で、胎児に不治で重篤な障害などの異常が判明した場合に妊娠を継続しない場合もあるでしょう。しかし、最近は胎児も患者であるという認識が医療の現場で普及しており、胎児の権利擁護が出生前診断における課題です。出生前診断については、日本産科婦人科学会の「出生前に行われる遺伝学的検査及び診断に関する見解」や日本医師会の「医療における遺伝学的検査・診断に関するガイドライン」などで、検査に関する基準や指針が規定されています。

　生殖医療や出生前診断の採用には、胎児や生まれてくる子どもの尊厳や権利の擁護、妊産婦の自己決定権行使について慎重なプロセスがとられなくてはなりません。

● 再生医療とiPS細胞 ●

　人の皮膚などの体細胞に遺伝子を組み入れて作られたのが、**iPS細胞**です。これまでの再生医療で主に用いられていたのは、人の胚を壊したり、死亡胎児の細胞から作られたものであり、その作成と使用について世間から倫理の点で強い反発がありました。しかし、iPS細胞は、皮膚などの体細胞に遺伝子を複数組み込んで作成されることから、上記のような倫理的問題やこれまで見られたような拒絶反応などの安全性は克服されたと思われていました。とはいえ、倫理的な課題はいくつか残っています。

　iPS細胞は成人の皮膚など素材が入手しやすく、技術的にも作成しやすいことから、クローン胚の生殖目的利用などの悪用を法律で阻止しなくてはなりません。また、iPS細胞の再プログラミング過程や、iPS細胞の安全性やリスクの評価もひき続き検討される必要があります。想定される有害事象を事前に整理し、対応策の協議と法による規制が同時並行かつ慎重に行われてはじめて、患者にとって安心して利用できる医療となるでしょう。

4-2 医の倫理・患者の権利の原則

ここでは、医における倫理の4つの原則と患者の自己決定権について学び、医療倫理の根幹を支える概念を俯瞰しましょう。

● 医の倫理の4つの原則 ●

原則とは、「他の多くの道徳的基準および判断の基礎となる根本的な行動基準」（赤林ら）のことです。医の倫理の4つの原則は、1979年に記された「生物医学研究・医療倫理の諸原則」（ビーチャムとチルドレスの共著）にまとめられました。以下に示す4つの原則「自律性尊重原則」「善行原則」「無危害原則」「公正原則（正義原則）」が、医療や医学研究などの倫理的対処の根拠となっています（図4-3）。

医療倫理の4原則（4-3）

自律性尊重原則： 　患者の自己決定権を尊重する	無危害原則： 　患者に害を与えない
善行原則： 　患者にとっての善を促進する	公正原則（正義原則）： 　差別せず、平等・公平に接する

自律性尊重原則は、「患者の自律的な意思決定を尊重せよ」というものです。自律とは、自分自身が自らを支配し、他の誰も自分を支配していないこと、意思決定や様々な選択肢を検討する際に、自分自身が主体者であると捉えることです。自律性尊重原則は、自律そのものに価値があること、自律にはそれ以外の善と幸福に至る手段という点においても価値があるとします。自律性尊重原則では、診断・治療方針の選択や、医学研究への参加において、当事者である患者（医学研究なら研究参加者）自身が最良の判断者であり、最終的な決定者であるべきとしています。この原則が具体化されているのが、インフォームド・コンセント（p.65参照）です。

善行原則は、他人（ここでは患者）の利益のために行為を行うべきという医療者の道徳的な責務を指します。「害や危害を防がなくてはならない」「善をもたらし、促進する」

といったものがあります。つまり、無条件・無限大に善行が行われるべきではなく、患者のために利益と不利益を比べなくてはならないということです。医の倫理では、人の命や健康という重要な利益が損なわれる危険があるとき、善行は害悪を防ぐのに必要であり、その害悪を防げる可能性が高い、その善行を行うことが大きな害悪をもたらさない、といった条件が揃わなくてはなりません。

　無危害原則は、患者に危害が及ぶのを避けるべきであること、さらに患者に危害や害悪を及ぼすべきではないとします。これには、危害や害悪のリスクを負わせない責務（**注意義務**）も含まれます。

　公正原則（**正義原則**）は、それぞれに正当な配分を行う不変・不断の意思を指し、その際の根拠のない差別の撤廃や、様々な要求のバランスをとるということです。医療に関わる公正原則では、分配の公正がしばしば問題となります。公正原則によって災害が起こり、多数のけが人が発生した場合、誰を優先して治療するかを決める**トリアージ**や、脳死による臓器移植の順番待ちなどの、患者相互の公正と、公衆衛生における優先課題の設定（例：子宮頸がん予防のためのHPVワクチンの接種の推進か、早期発見を目的とした子宮頸がん検診の充実か）の意思決定を支えます。

患者の自己決定権

　患者が様々な情報をもとに、自身にとって必要で最適と判断した選択をする権利を、**自己決定権**といいます。**リスボン宣言**（1981年）では患者の自己決定権が行使され、より良い医療を受けるための権利原則が提唱されました。リスボン宣言で提唱されている患者の権利は、以下の11項目です。

・良質な医療を受ける権利
・選択の自由の権利
・自己決定の権利
・意識のない患者への対応（代理人でのインフォームド・コンセントの実施）
・法的無能力者への対応（未成年者を含む。ただし、本人の能力が許す限り、本人も意思決定に参加する）
・患者の意思に反する処置（医の倫理の原則に合う場合）
・守秘義務に関する権利
・健康教育を受ける権利

・尊厳とプライバシーを守る権利

・宗教的支援を受ける／受けない権利

です。

　患者は一人ひとり異なる価値観を持ち、そのため、自己決定において、何が最善の選択かも、患者によって異なります。医療者から患者に選択肢を提示する際には、選択肢ができる限り複数であることと、メリットと同時にデメリット（副作用、費用など）に関する正確な情報も提供されなくてはなりません。

　患者の選択が本人の生命やQOLを脅かすこともあります。自己決定権の行使には、医療者だけではなく、司法など様々な関係者を含んだ議論や、本人と医療者の意思決定を支援するガイドラインの策定など、まだまだ整備されなくてはならないことが残されています。また、権利の行使については、患者の置かれている文化的な背景も大きく影響し、国を超えた統一見解が得にくいのも実状です。

　先述のように、医療と医の倫理の問題の捉え方、議論、判断には、その社会の文化や価値観、宗教なども大きく関与します。解決には、医療・医学の専門家に加え、宗教や哲学、司法など、関連する領域の専門家を交え、様々な視点からの議論が必要です。

4

医・医療の倫理

4 3 医学研究における倫理

新薬の臨床研究など、私たちが医学研究に参加することもあります。そんなとき、研究に参加する被験者の安全と人権はどのようにして守られるのでしょうか。

● ヘルシンキ宣言 ●

　医学の進歩において、医学研究は必要不可欠であるものの、被験者の人権を無視した悲劇は過去に多くに見られてきました。その典型例が、第二次世界大戦下のナチス・ドイツをはじめとする軍隊主導で実施された、非人道的な人体実験です。多くの悲劇と人権の侵害を繰り返さないために、1947年の**ニュルンベルク綱領**では、被験者の自発的な同意の必要性、無計画・無駄な実験の禁止、心身の不必要な苦痛や障害の回避、被験者が実験を中止させる自由などが定められました。

　さらに、1964年の「ヒトを対象とする医学研究の倫理的原則」（**ヘルシンキ宣言**）では、医学研究は研究対象者すべての尊重を促し保証すると共に、生命、健康、尊厳、自己決定権、プライバシーなどを守るための具体的手順を示しています。人を対象とする医学研究は、科学的に内容が十分検討された上で、その目的と方法が研究実施計画書としてまとめられ、研究倫理委員会での審査と承認を受ける必要があります。被験者はインフォームド・コンセントを通して、研究の目的と方法、有害事象について十分な説明を受け、文書による自発的な同意を以って研究に参加します。被験者の参加拒否や同意の撤回は、研究のいかなる段階でも可能です。また、不参加や同意の撤回に当たり、被験者は、いっさいの不利益を被ることはありません。

医の倫理に関する年表（4-4）

紀元前4世紀	ヒポクラテスの誓い（世界初の明文化された医師の職業倫理）
1947年	ニュルンベルク綱領（医学研究〔人体実験〕に関する基本原則）
1948年	ジュネーブ宣言（ヒポクラテスの誓いを現代化したもの）
1964年	ヘルシンキ宣言（ヒトを対象とする医学研究に関する倫理規定）
1981年	リスボン宣言　（患者の権利に関する宣言）

被験者の安全の確保と人権の尊重、研究の科学的および人道的妥当性に向けた具体的な取り組みが、このヘルシンキ宣言で初めてまとめられました（図4-4）。

● 医学研究の倫理指針と利益相反 ●

日本での医学研究に関する倫理指針としては、「**人を対象とする医学系研究に関する倫理指針**」（2015年施行）があります。これは人および人から採取された試料や情報（例：血液や尿、アンケートへの回答など）を用いた疫学などの医学研究を対象としたものです。この指針には、研究責任者を含む研究者等の責務が明記されています。その責務とは研究方法の登録とその内容の公開、研究計画書記載事項の明示、倫理審査委員会による研究計画の審査、インフォームド・コンセントの実施、個人情報保護のための情報加工、安全管理、有害事象への対応、モニタリング実施など多岐に渡ります。これらは総じて、被験者の安全と人権の保障と、科学的に妥当な研究の実施に関する事項といえるでしょう。

ゲノムや遺伝子解析研究、遺伝子治療を対象とした研究の倫理指針も別途設けられています。ゲノムや遺伝子情報というさらに繊細な情報の取り扱い、提供者へ遺伝カウンセリングを行い、提供者やその血縁者への正確な情報提供と不安や悩みへの対応を行う配慮が明記されています。遺伝子治療等臨床研究に関する指針では、人の生殖細胞や胚の遺伝的改変を目的とした研究の禁止が示されています。

利益相反とは、研究に関する金銭的な利益を含む私的な利益のことで、研究結果やその公開にバイアス（ゆがみ）を生じさせる恐れのあるものです。例えば、もしあなたがあるタバコ会社の研究所に所属する研究者で、喫煙の健康影響を研究したところ「タバコは健康に害を及ぼす」という結果が得られた場合、あなたはその結果を公表するでしょうか？ 研究者は、自分自身の研究に利益相反が生じていないか、十分に吟味すると同時に、特に研究実施にかかる費用や研究アドバイスで生じた謝金や賃金、所有株などを、研究計画段階から開示する必要があります。利益相反の開示により、研究成果を見る側は、研究成果へのバイアスの可能性を含む、その研究結果の妥当性を吟味することができるのです。

4

医・医療の倫理

● Discussion ●

1. 科学技術の進展で、遺伝情報提供者とほとんど同じ遺伝子を持つ「クローン人間」を作製することが可能になるかもしれない。遺伝子情報が同じでも、育つ環境が異なれば、遺伝情報提供者とまったく同じ人格を持つ人ができるわけではなく、かかる病気も異なるだろう。しかし、なぜクローン人間の作製は各国で厳しく制限されているのだろうか。

2. 個人の様々なデータが分析されることで、病気のメカニズムが解明されたり、疾病予防のヒントを得られたりと、より良い社会作りにつながる。しかし、個人情報保護の視点でデータ利用が厳しく制限されると、社会づくりや政策づくりの根拠が得にくくなる。実際、個人情報保護が徹底されても、自分の既往歴や家族構成などの情報を、第三者に使われることに違和感を覚える人もいるだろう。個人のデータを安全かつ有効に活用するために、どのような取り組みや規則が必要だろうか。

参考文献

・入門医療倫理 I（勁草書房）
・標準 公衆衛生・社会医学（医学書院）
・東京大学生命・医療倫理教育研究センター
・日本医師会 医の倫理の基礎知識
・医学・医療と生命倫理—パターナリズムからインフォームド・コンセントまで（吉田宗平）
・公衆衛生がみえる 2018-2019（メディックメディア）.
・宗教的輸血拒否に関するガイドライン（日本麻酔科学会）
・利益相反があるかどうかを判断するための"6つのP"（ウィレンドラ・ナイク）
・終末期医療と法（樋口範雄）

社会保障と障害者福祉

私たちは、いつ病やけがでいままでどおり日常生活や社会生活を送れなくなるかわかりません。社会には、そんな困難にあっても、その人の生活を支えるセーフティネットが多く存在します。この章では、社会保障と医療保険、障害者の福祉について学びます。社会保障や福祉そのものへの理解に加え、社会保障・福祉制度を利用する人たちへの理解を深めましょう。

5−1 医療保障

　社会保障のラテン語"se-curus"の原義には、「不安からの解放」という意味があるそうです。社会保障は、私たちが生まれてから亡くなるまで、困窮に陥った際に、セーフティネットとして機能するほか、所得の再分配やリスクの分散による社会と経済を安定させる役割も担っています。ここではまず、日本の社会保障の中でも医療保険について学びましょう。

日本における社会保障

　「すべて国民は健康で文化的な最低限度の生活を営む権利を有する」。日本国憲法第25条の文言に刻まれたこの言葉が、日本における社会保障制度の法的背景となっています。現在の日本の社会保障の基本は、1950年の社会保障制度審議会の勧告にあります。ここで、わが国の社会保障の4つの柱が示されました。その4つの柱とは、「医療保障」「社会福祉」「所得保障」「公衆衛生および医療」です。この4つの柱が協力し合って私たちの生活を支えてくれているのです。

　さらにこれらの柱は、**自助**、**共助**、**公助**の組み合わせで行われています。自ら生活の糧を得、自らの健康を維持していく自助を基本に、生活のリスクを互いに助け合う共助で分散し、その上でも対応できない状況において必要な生活保障（公助）が行われるとしています。その柱と具体的な施策を見ていきましょう。

医療保険

　医療保障は、**医療保険**と**公費負担医療**からなります。日本が世界に誇る、国民皆保険制度。これは、すべての国民を強制的になんらかの医療保険に加入させる制度です（図5-1）。保険料を加入者で出し合って、必要な医療を安心して受けられるようにした共助の精神に基づくものです。この制度があって、私たちは大きな自己負担なく医療を受けることができるのです。この**国民皆保険制度**は、1961年に国民健康保険法が改正された際に確立されました。国民健康保険と職域保険に分かれ、職域保険の対象にならない場合、国民健康保険に加入することが法で定められています。

医療保険と保険者（5-1）

	市町村国保	協会けんぽ	組合健保	共済組合	後期高齢者医療制度
保険者数 （平成27年3月末）	1,716	1	1,409	85	47
加入者数 （平成27年3月末）	3,303万人 （1,981万世帯）	3,639万人 被保険者 2,090万人 被扶養者 1,549万人	2,913万人 被保険者 1,564万人 被扶養者 1,349万人	884万人 被保険者 449万人 被扶養者 434万人	1,577万人
加入者平均年齢 （平成26年度）	51.5歳	36.7歳	34.4歳	33.2歳	82.3歳
65~74歳の割合 （平成26年度）	37.8%	6.0%	3.0%	1.5%	2.4%（※1）
加入者一人当たり 医療費（平成26年度）	33.3万円	16.7万円	14.9万円	15.2万円	93.2万円
加入者一人当たり 平均所得（※2） （平成26年度）	86万円 一世帯当たり 144万円	142万円 一世帯当たり （※3）246万円	207万円 一世帯当たり （※3）384万円	230万円 一世帯当たり （※3）451万円	83万円
加入者一人当たり 平均保険料 （平成26年度）（※4） ＜事業主負担込＞	8.5万円 一世帯当たり 14.3万円	10.7万円 ＜21.5万円＞ 被保険者一人当たり18.7万円 ＜37.3万円＞	11.8万円 ＜26.0万円＞ 被保険者一人当たり22.0万円 ＜48.3万円＞	13.9万円 ＜27.7万円＞ 被保険者一人当たり27.2万円 ＜54.4万円＞	6.9万円
保険料負担率（※5）	9.9%	7.5%	5.7%	6.0%	8.3%
公費負担	給付費等の50%＋保険料軽減等	給付費等の16.4%	後期高齢者支援金等の負担が重い保険者等への補助（※7）	なし	給付費等の約50%＋保険料軽減等
公費負担額（※6） （平成29年度予算ベース）	4兆2,879億円（国3兆552億円）	1兆1,227億円（全額国費）	739億円（全額国費）		7兆8,490億円（国5兆382億円）

（※1） 一定の障害の状態にある旨の広域連合の認定を受けた者の割合である。

（※2） 市町村国保及び後期高齢者医療制度については、「総所得金額（収入総額から必要経費、給与所得控除、公的年金等控除を差し引いたもの）及び山林所得金額」に「雑損失の繰越控除額」と「分離譲渡所得金額」を加えたものを年度平均加入者数で除したもの。（市町村国保は「国民健康保険実態調査」、後期高齢者医療制度は「後期高齢者医療制度被保険者実態調査」のそれぞれの前年所得を使用している。）

協会けんぽ、組合健保、共済組合については、「標準報酬総額」から「給与所得控除に相当する額」を除いたものを、年度平均加入者数で除した参考値である。

（※3） 被保険者一人当たりの金額を表す。

（※4） 加入者一人当たり保険料額は、市町村国保・後期高齢者医療制度は現年分保険料調定額、被用者保険は決算における保険料額を基に推計。保険料額に介護分は含まない。

（※5） 保険料負担率は、加入者一人当たり平均保険料を加入者一人当たり平均所得で除した額。

（※6） 介護納付金及び特定健診・特定保健指導等に対する負担金・補助金は含まれていない。

（※7） 共済組合も補助対象となるが、平成23年度以降実績なし。

社会保障と障害者福祉

　現在、およそ6割の人が職域保険に加入しています。75歳以上もしくは65歳以上で一定の障害があると認定された人には、**後期高齢者医療制度**が用意されています。

　医療費はまず患者の自己負担ぶんが患者から医療機関に支払われ、その後、医療保険者から医療機関に残りが支払われます（図5-2）。

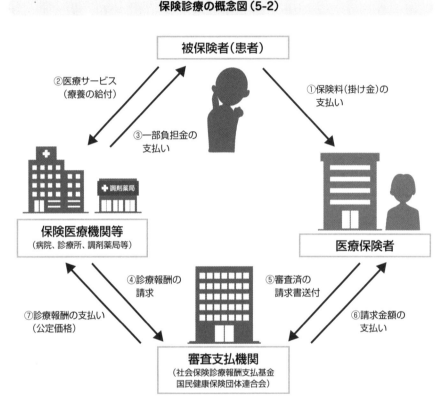

保険診療の概念図（5-2）

①被保険者は保険者に保険料を支払う。
②被保険者は、病気やけがをした場合、保険医療機関（病院、診療所等）で診療サービス（療養の給付）を受ける。
③被保険者は、診療サービスを受ける際、一部負担金を支払う。
④保険医療機関は、診療報酬（医療費から一部負担金を除いた額）審査支払い機関に請求する。
⑤審査支払機関は、医療機関からの請求を審査した上で、保険者に請求する。
⑥保険者は、審査支払機関に請求金額を支払う。
⑦審査支払機関は、保険医療機関に診療報酬を支払う。

注1）　診療報酬は、中央社会保険医療協議会（中医協）の答申に基づき、厚生労働大臣が全国一律で決める。
　　2）　審査支払機関は、被用者保険は、社会保険診療報酬支払基金、国民健康保険及び後期高齢者医療は、国民健康保険団体連合会。

出典：2015/2016 国民衛生の動向 p.231-232

　このとき、医療機関から医療保険者に渡される**診療報酬明細書（レセプト）**には診療報酬点数表と薬価に基づく診療内容が記載されています。保険者と医療機関の間に審査支払機関が入り、診療報酬の審査と支払いを取り持ちます。医療費の自己負担割合は、年齢によって異なります。就学前や70歳以上では2割、75歳以上では1割、それ以外の年齢では3割となっています。

　医療保険の給付は、**現物給付**と**現金給付**に大別することができます。現物給付は、保険者の負担するぶんの医療費や、自己負担限度額を上回ったぶんの医療費（高額療養費）を給付することです。現金給付には、医療費の適用とならないもの、例えば働けなくなった被保険者の賃金の一部を保障する傷病手当金、出産手当金、出産育児一時金、埋葬料などが含まれます。保険適用外となる自由診療と保険適用の医療を同時に受ける場合（**混合医療**）、原則全額が自己負担でありましたが、最近では先進医療や差額ベッド代などには一部保険適用が認められるようになっています（**保険外併用療養費**）。

● 公費で負担する医療 ●

　公費負担医療が国民医療費に占める割合は、わずか数パーセント程度ですが公衆衛生上重要な公助の枠組みです。公費負担医療の目的は、国家賠償（戦争による傷病者や予防接種による健康被害など）、社会防衛（結核の適正医療や感染防止、精神障害者に関する措置入院や入院医療）、社会福祉（障害者の自立支援や小児慢性特定疾患への助成）、難病対策があります。全額公費負担になるものもありますが、多くは加入する医療保険から7割が支払われ、自己負担分の一部が公費で賄われます。公費負担医療費の中で最も割合が高いのが、生活保護法による医療扶助です。また、難病法に基づく指定難病（潰瘍性大腸炎、パーキンソン病など）への医療費助成は、指定疾患が最新で306疾患と大幅に拡大しており、受給者（特定疾患医療受給者証保持者）数は増加しています。

5

社会保障と障害者福祉

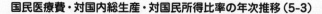

● どうなる？ 日本の医療費 ●

　まだまだカバーされていない部分もあるとはいえ、日本の医療保険制度は、他国に比べてかなり手厚い部類と考えられます。しかしながら、国民皆保険制度の導入以降、国民医療費は右肩上がりで増加しています（図5-3）。

国民医療費・対国内総生産・対国民所得比率の年次推移（5-3）

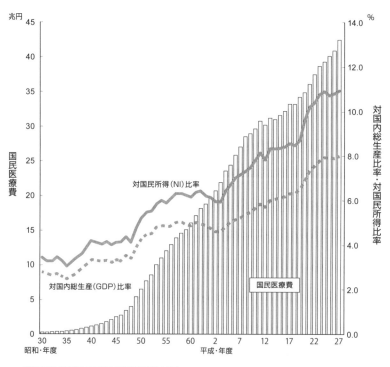

（平成27年度 国民医療費の概況より）

　医療費増加の要因には、高齢化や医療技術の高度化、慢性疾患の増加（入院も外来も循環器疾患が国民医療費の1位です）などが考えられます。高齢化については、1人当たりの年間医療費は、65歳以上の層では64歳以下の層の2倍の額となっています。平成27年度では、国民医療費の総額は42兆3,644億円、国民所得比率は11％に達しました。2020年には国民医療費は47兆円に達すると試算しています。医療の質と国民の生存権を確保しながら、医療費の増加にどう対応するか、国全体の喫緊の課題となっています。

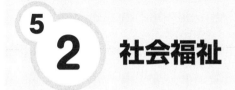

社会福祉

なんらかのハンディキャップを持っていても、安心して社会で暮らすために、国や地方公共団体には様々な福祉制度が設けられています。ここでは、その福祉制度の概要を掴み、福祉制度を利用する人への理解を深めます。

● 社会福祉の6つの枠組み ●

社会福祉は、社会において難しい立場に置かれた人たちを対象に、現金や現物の支給、専門職からの援助などにより、社会参加を保障し、自立して暮らしていけるように支える仕組みのことです。

1) シングルマザーやシングルファザー、寡婦

母子・父子・寡婦福祉法に基づき、シングルマザーやシングルファザー家庭が受けられる福祉サービスがあります。就業支援のほか、子どもの進学や転居などにかかる資金の貸付など、経済的支援が主になります。

2) 18歳未満のすべての児童

児童福祉法では、障害を持つ子どもを含む、すべての子どもの幸福を目指し、その権利や支援が定められています。18歳未満の児童を、生後1歳未満の乳児、満1歳から小学校就学前、小学校就学から満18歳に達するまでの3区分に分け、その発達段階で必要な支援を行っています。養育里親制度、一連の児童福祉施設の設置、保育園の設置、児童虐待防止、障害児とその家族の支援が含まれます。

3) 18歳以上の身体障害者・知的障害者

18歳以上で身体の障害を持つ者は、**身体障害者福祉法**に基づく支援を受けることができます。この法律は身体障害者の自立と社会経済活動への参加を促進し、かつ必要に応じて障害者を保護することを定めたものです。身体障害者手帳が交付され、リハビリテーションなどの医療の支援、社会活動参加などの支援があります。18歳以上の知的障害者も同様に、知的障害者福祉法に基づき療育手帳を受け、必要な支援を受けます。

詳しくは、この章の末尾にまとめます。

4) 生活困窮者

失業などで生活が困窮した場合、**生活保護**を受けることができます。生活保護は所得保障（p.85参照）の一つです。医療、介護、生活、教育などの必要な扶助を1つ以上受けることができます。救護施設や宿泊場所提供施設も提供されています。

5) 65歳以上の高齢者

老人福祉法に基づき、認知症高齢者の支援や老人ホームの設置が行われます。

これらの区分にかかわらず、都道府県や市・特別区に設置される**福祉事務所**が相談窓口の役割を担います。

こうしてみると、ライフステージに応じて、私たちは誰もが一生のうちに必ずセーフティネットを必要とし、福祉に支えられて生きていることがわかります。

● 障害者福祉 ●

障害者福祉の理念である**ノーマライゼーション**は、障害を持つ人も、そうでない人と同じ条件のもとで、同様の生活ができるように、ともに生活するべきであるとする考え方です。そのために、障害者が社会的自立を果たすと同時に障害者に対する社会の理解を促し、障害者自身の生活の質（QOL）の達成を目指します。バリアフリーやユニバーサルデザインが、その例です。**バリアフリー**の対象には、物質的、制度的なバリアだけではなく、文化や教育の機会などのバリア、障害を差別するようなバリアも含まれています。これらを解消することがノーマライゼーションの達成には欠かせません。

障害とはなんでしょうか。国際生活機能分類（**ICF**: International Classification of Functioning, Disability and Health）を見てみましょう。世界保健機関が採択したこの分類方法は、障害者を含むすべての人を対象としています。生活機能というプラス面から心身の機能を見るように視点を変えたこと、個人要因だけではなく、バリアフリー環境や周囲の理解などの環境要因がその人の障害の程度を左右するといった視点を入れたことがICFの特徴です。ICFでは生活機能を、「心身機能・身体構造」「活動」「参加」と分け、それらに障害や制約、制限がかかる場合を障害としています。

　障害者の福祉は、**障害者基本法**に基づき「身体」「知的」「精神保健」「発達障害」「児童福祉」の枠で各法律に基づき、対象者の範囲と支援内容が定められています。これらの障害種別間、地域間のサービスの格差を解消するために、2006年に**障害者自立支援法**が施行されました。障害区分に関係なく、サービス体系を一元化し、障害の区分程度で支給決定のプロセスを透明化・明確化しました。その後、利用量に応じた1割負担を利用者の負担能力に応じたものへと変更されています。さらに障害者の日常生活と社会生活を包括的に支援するために**障害者総合支援法**が制定されます。

● 障害者総合支援法 ●

　障害者総合支援法は、18歳以上の障害者と、18歳未満の障害児を対象とし、自治体や障害の種別に関係なく、障害者が希望する支援を提供することを目指しています。障害者総合支援法によるサービスには、「**自立支援給付**」と「**地域生活支援事業**」があります（図5-4）。この法律で利用サービス対象となる障害が拡大された（例：難病患者も支援の対象に。重度肢体不自由者のみであった重度訪問介護が、重度知的障害者および精神障害者も対象に）ほか、自治体には、障害者への理解を深めるための研修や啓発、市民後見人などの人材の育成などが必須の事業として盛り込まれています。

　障害者総合支援法とは別に、障害者基本法により内閣府が定める「**障害者基本計画**」があります。ここでは21世紀の日本が目指す社会は、障害の有無にかかわらず、誰もが相互に人格と個性を尊重し支え合う共生社会であるとし、障害者の活動と社会参加を制限しているものをとり除きながら、障害者が自らの能力を最大限発揮できることを目的とした取り組みです。

　2018年から開始される**第4次障害者基本計画**では、次の項目が取り組まれることとされています。生活環境の総合的な整備、情報アクセシビリティと意思疎通支援、防災、防犯の推進、差別の解消と権利擁護の推進と虐待防止、自立した生活の支援・意思決定支援の推進、行政などにおける配慮の充実、雇用・就業・経済的自立の支援、教育の振興、文化芸術活動・スポーツなどの振興、国際社会での協力・連携の推進、の11項目が盛りこまれています。

5

社会保障と障害者福祉

障害者総合支援法の概要（5-4）

市区町村

自立支援給付

介護給付

- 居宅介護
  （ホームヘルプ）
- 重度訪問介護
- 同行援護
- 行動援護
- 重度障害者等包括支援
- 短期入所
  （ショートステイ）
- 療養介護
- 生活介護
- 施設入所支援

訓練等給付

- 自立訓練
- 就労移行支援
- 就労継続支援
- 共同生活援助
  （グループホーム）

自立支援医療

- 更生医療
- 育成医療
- 精神通院医療 ＊
（＊は、実施主体は都道府県）

障害（児）者

補装具

**地域相談支援給付
計画相談支援給付**

地域生活支援事業

- 相談支援
- 福祉ホーム
- 成年後見制度利用支援

- 地域活動支援センターの機能強化
- 日常生活用具の給付または貸与
- 理解促進研修・啓発

- 意思疎通支援
- 移動支援
- 自発的活動支援 等

支援

- 専門性の高い相談支援　・広域的な対応が必要な事業　等

都道府県

（WAMNETより http://www.wam.go.jp/content/wamnet/pcpub/syogai/handbook/system/）

所得保障

病気や失業、高齢により経済的に難しい立場に置かれた人に対し、所得の面で最低限度の生活を保障するのが所得保障制度です。所得保障の大枠である「年金制度」と「生活保護」について学びましょう。

年金制度とその種類

私たちは20〜60歳の間、強制的に**国民年金（基礎年金）**に加入することになります。この基礎年金を土台とし、**厚生年金**（雇用者と被雇用者で折半）、さらに**企業年金**などが上乗せされるかたちで運用されています。基礎年金のみの被保険者を**第1号被保険者**、厚生年金にも加入する者を**第2号被保険者**、第2号被保険者に扶養される配偶者を**第3号被保険者**とします。現役世代が支払った年金が高齢者に給付されます。

私たちの持つ年金のイメージは、老齢年金のイメージが強いかもしれません。しかし私たちが心身に重篤な障害を負い就業に制限がかかったときは**障害年金**として、被保険者が死亡したときには、遺族に**遺族年金**として支給されます。傷害保険や生命保険の役割を果たしてくれるのが年金制度なのです。

生活保護

生活困窮者に対する公的扶助の具体策が**生活保護**です。資産や能力のすべてを活用してもなお生活に困窮する人に対し、困窮の程度に応じて必要な保護を行う、日本国憲法第25条に保障された生活とその自立を支える制度です。医療、介護には現物が、生活、教育、住宅、出産、生業、葬祭には現金が支給されます。支給に際して、最低生活費と収入の差が査定され、その不足ぶんを生活保護費用で補うことになります。2018年時点で生活保護受給者数は約216万人で、高齢者世帯がその半数近くを占めています。それを反映してか、扶助の種別でも医療扶助と介護扶助が保護費全体の半数を占めます。

● Discussion ●

　生活保護の前に、親族からの扶養が優先されるべきとされている。この扶養義務を一律に強化してよいのだろうか。本人と親族の関係を扶養の発生によって悪化させてしまった場合、本人の社会的孤立を強めたり、親族を貧困に追い詰めたりした場合の責任は、誰が取るのだろうか。

参考文献

・公衆衛生がみえる 2018-2019（メディックメディア）.
・標準公衆衛生・社会医学 第2版（医学書院）
・厚生労働省 HP
・内閣府 HP
・国立社会保障・人口問題研究所 HP
・難病情報センター HP
・日本年金機構 HP
・厚生の指標　2016 年 7 月号　日本の医療制度とその特徴
・WAMNET ホームページ

地域保健

　私たちが健康な生活を送るためには、生活する場所や共に生活を送る人々が健康であるか、という視点が欠かせません。地域住民の健康と公衆衛生の向上のために、これまでに培われてきた保健システムが存在します。地域保健と総称されるそのシステムがどのように地域の健康や、そこで生活する人々の健康を守り、向上させてきたのかを学びます。また、日本人の健康課題である生活習慣病の予防を念頭に、日本人集団が目標とする健康状態や、そのために整備された「けんしん」について学びます。

6-1 地域保健と健康増進

他の国々と比較して、日本で生活する多くの人が健康で長生きなのはなぜなので
しょうか。私たち個人の持つ健康は、地域社会がつくる基盤の上で発揮されていま
す。さて、その基盤となる地域の状態はどのようなものなのでしょうか。地域保健
について学びましょう。

● 地域保健とは ●

憲法第25条生存権では、「すべての国民は健康で文化的な最低限度の生活を営む権
利を有する」とされ、その権利を守るべく社会福祉、社会保障および公衆衛生を向上・
増進させる義務が国にあります。日本で生活する人々が健康な生活を送ることができ
るよう、社会整備がなされる必要があります。**地域保健**は、社会環境を整えて人々が健
康な生活を送れるようにすることを目的とした行政の総称ととらえられます。

厚生労働省のホームページでは、地域保健と関連する様々な法規を図6-1のように
表しています。

すべての国民が個々の生活する場面でもれなく保健・医療・福祉の「傘」の下に入る
よう、生活や活動の場に合わせた細やかな種々の保健活動に医療体制の整備、福祉サー
ビスの充実も加え、総合的な活動が行われています。

一方で、地域保健の傘の下にいることと、実際にその傘によって一人ひとりが守られ
ているということは同じことではありません。社会やそれを取り巻く環境は常に変化
を続けており、どんなに地域保健の傘を広げても傘に開いてしまった穴や傘の隙間に
守られていない個人の存在が想定されます。地域保健の行政施策の発展と同時にその
もとで発揮される保健医療福祉の専門家の能力、加えてこの地域で生活する住民一人
ひとりの関心を高め、発生する種々の障壁を乗り越えて前進させるプロセスが、地域保
健の向上には欠かせません。

地域保健の概況（6-1）

保健
- 職域保険
  - 労働者の健康管理
- 医療保険者による保健
  - 特定健康診査
- 学校保健
- 環境保健
- 広域保健
  - 検疫
  - 医療従事者の身分法

など

地域保健

対人保健
- 健康増進法
- 感染症法、予防接種法
- 母子保健法
- 精神保健福祉法
- その他
  - 難病医療法、がん対策基本法
  - 肝炎対策基本法

など

- 地域保健法
  - 基本指針
  - 保健所などの設置
  - 人材確保

対物保健
- 食品衛生法
- 興行場法などの業法
- 水道法
- 墓地埋葬胞
- その他
  - 狂犬病予防法、薬事法
  - ビル管理法、衛生法

など

6
地域保健

医療
- 医療法
  - 病院の開設許可
  - 医療計画
- 薬事法
- 医療従事者の身分法
- 高齢者医療確保法
- がん対策基本法
- 医療観察法

など

福祉
- 身体障害者福祉法
- 知的障害者福祉法
- 児童福祉法
- 児童虐待防止法
- 介護保険法
- 障害者総合支援法
- 発達障害者支援法
- 精神保健福祉法
- 老人福祉法

など

地域保健法と医療法

　日本国内のそれぞれの地域社会において効率良く地域保健の施策や派生する公衆衛生活動を行うにはどうするべきでしょうか。地域保健施策の根拠法となる「**地域保健法**」では地域保健施策や公衆衛生活動の拠点として保健所を設置することを定めています。都道府県、保健所政令市、特別区において二次医療圏に原則一つの**保健所**が設置されており、その所長は医師であることが求められます。図6-1にもあるように、環境衛生や食品衛生などの対物的な保健活動に加えて難病や障害、感染症、小児、母性、高齢者保健の広域的かつ専門的な対人保健活動も行っています。

　対人的な保健活動では、市町村の保健センターにおいて実施される対人活動との区別を理解する必要があります。保健所や市町村保健センターの設置は地域保健法により定められています。**市町村保健センター**では、健康診断や健康相談、保健指導などの住民にとってより身近な保健活動が行われます。保健所では市町村保健センターでの保健活動への助言や援助、近隣の市町村間の情報交換や連携を取り持つ役割がありま

す。

　地域保健法は、地域における公衆衛生・保健活動が広域的にかつ重層的に整備され、住民まで細やかに届けられるシステムを作り出すものと理解できます。同様に、住民が必要な医療サービスを受けられるように、医療機関の整備や配置も計画的になされる必要があります。医療機関の設置に関する規定は医療法によって定められています。**医療法**に基づいて都道府県がどの範囲にどの程度の医療機関を設置するのかを計画したものが**医療計画**です。医療計画では都道府県が医療圏という地域の単位を設定し、一次医療圏（市町村）を除く、二次医療圏（広域的な複数の市町村）、三次医療圏（都道府県）が定められます（図6-2）。

　一次医療圏は、かかりつけ医などの日常的な外来診療が行われる住民にとってより身近な医療圏です。医療法による規定の範疇には含まれませんが、市町村が一次医療圏の単位とされています。

　二次医療圏では、入院が可能な一般的な医療が提供される医療圏で複数の一次医療圏を含んでいます。整備目標および過不足の指標となる適切な病床数として基準病床数を定め、一般病床と療養病床が整備されます。基本的に救急医療を含む一般的な医療がこの二次医療圏で完結されることを目標として整備が行われます。またこの二次医療圏をもとに保健所が設置されます。

　三次医療圏では、都道府県をその単位として、精神病床や感染症病床、結核病床などの専門的な医療、または先進・高度医療を行う病床の整備が行われる医療圏です。

　このような医療圏ごとの医療施設、病床数の整備と共に、そこで働く医療従事者数の確保を目的として医療計画が設定されています。

　住民の受療環境はこのような広域的かつ重層的な医療体制の整備により守られています。しかし、このような整備は現在の日本の健康課題や疾病構造の変化に応じて柔軟に対応されなければなりません。医療計画にはがん、脳卒中、急性心筋梗塞、糖尿病、精神疾患を含む5疾患、救急医療、災害医療、へき地医療、周産期医療、小児医療を含む5事業および在宅医療についての目標、医療連携体制、情報提供の推進に関する情報がまとめられています。また、地域医療と密接に関連する介護保険法や健康増進法などの他の法律や施策との整合性も求められます。そのため、原則として6年ごとに見直しが行われ、日本のあまねく地域社会において良質な医療が住民に適切に提供されるように医療計画がなされています。

医療圏の概要（6-2）

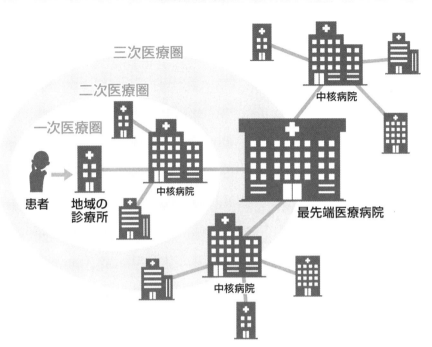

三次医療圏

二次医療圏

一次医療圏

患者　地域の診療所

中核病院

中核病院

最先端医療病院

中核病院

一次医療圏	住民に身近なかかりつけ医等の外来診療による医療サービスが提供可能な区域
二次医療圏	入院までの一般的な医療サービスを提供する区域。病床数が定められる。保健所もこの区域を単位に設置される
三次医療圏	都道府県を単位として、先進的、高度専門医療が提供される区域。この区域を単位として精神病床や感染症病床、結核病床数が設定される

6

地域保健

6 2 健康日本21

私たちの健康のために、私たち自身が取り組めることにはどのようなことがあるでしょうか。また、日本や特定の地域の住民が健康的な状態であるとするには、どのような状態を目指すべきでしょうか。健康日本21の中にそのヒントが示されています。

● 健康日本21 ●

地域保健や医療体制の整備は住民の健康管理に欠かせないものです。しかし、生活習慣病が主な健康課題である日本において、住民一人ひとりが取り組めるような生活に密接した健康状態の指標や行動目標も欠かせません。

このような目的から、国民的な健康づくり運動として「**健康日本21**」が策定されました。健康日本21は、国民の健康増進を推し進める基本的な方向性や目標に関する事柄をまとめたものです。平成12年に発表され、平成24年に行われた2回目の改正を経て現在は「健康日本21 (第二次)」としてその内容が広く知られています。

健康日本21では、健康寿命の延伸と健康格差の縮小を念頭に、生活習慣病の予防および社会環境の整備、栄養・運動・休養に関する生活習慣の改善などが基本的な方向性として定められています。これらの基本的な方向性に関して、それぞれ数値目標が設定されており、その数は53項目に及びます (図6-3)。

健康日本21で掲げられる生活習慣病の発症予防および重症化予防では、特にがん、循環器疾患、糖尿病、慢性閉塞性肺疾患 (COPD) の4つの疾患が取り上げられています。また、メンタルヘルスに関するものとして、過重労働の減少や睡眠時間の確保、自殺者の減少が目標として定められています。

生活習慣に関する目標も豊富にあります。栄養に関することでは、適正体重者の割合の増加や食塩摂取量の減少、野菜と果物の摂取量の増加、などがあります。また、身体活動に関することでは、運動習慣を持つ者の割合の増加や歩数の目標値が掲げられています。生活習慣では、疾患発症のリスクとなる飲酒や喫煙も取り上げられています。飲酒では、疾患発症リスクを高める程度の飲酒量 (男性：40g/日以上、女性：20g/

日以上）の者の割合の減少、未成年および妊婦の飲酒をなくすことを目的としています。喫煙では、喫煙率の減少および未成年・妊婦の喫煙をなくすことを目標としています。また、受動喫煙の防止も目標に掲げられています。

　健康日本21では、これらの目標を達成できるように、専門職による住民への支援だけでなく、生活環境を整備して健康の維持・増進を目指した健康づくり運動が全国的に展開されています。それぞれの地域の持つ特徴や住民の力に応じて、創意工夫を凝らした健康づくり運動の積み重ねが、健康寿命の延伸や健康格差の縮小につながることが期待されています。

健康日本21（第二次）の主要な目標と現状（抜粋）（6-3）

6

地域保健

	項目		現状	目標
健康寿命と健康格差	健康寿命	健康寿命の延伸（日常生活に制限のない期間の平均の延伸）	男性70.42年 女性73.62年（平成22年）	平均寿命の増加分を上回る健康寿命の増加（平成34年度）
	健康格差	健康格差の縮小（日常生活に制限のない期間の平均の都道府県格差の縮小）	男性2.79年 女性2.95年（平成22年）	都道府県格差の縮小（平成34年度）
生活習慣病	がん	75歳未満のがんの年齢調整死亡率の減少（10万人当たり）	84.3（平成22年）	73.9（平成27年）
	循環器	脳血管疾患・虚血性心疾患の年齢調整死亡率の減少（10万人当たり）	脳血管疾患 男性49.5 女性26.9 虚血性心疾患 男性36.9 女性15.3（平成22年）	脳血管疾患 男性41.6 女性24.7 虚血性心疾患 男性31.8 女性13.7（平成34年度）
	糖尿病	合併症（糖尿病腎症による年間新規透析導入患者数）の減少	16,247人（平成22年）	15,000人（平成34年度）
	COPD	COPDの認知度の向上	25%（平成23年）	80%（平成34年度）

項目			現状	目標
社会生活を営むための機能	こころ	自殺者の減少	23.4人（人口10万人当たり）（平成22年）	自殺総合対策大綱の見直しの状況を踏まえて設定
	次世代の健康	朝・昼・夕の三食を必ず食べることに気をつけて食事をしている子どもの割合の増加	小学5年生：89.4%（平成22年度）	100%に近づける（平成34年度）
		肥満傾向にある子どもの割合の減少	小学5年生の中等度・高度肥満傾向児の割合　男子4.60%　女子3.39%（平成23年）	減少傾向へ（平成26年）
	高齢者	介護保険サービス利用者の増加の抑制	452万人（平成24年度）	657万人（平成37年度）
		高齢者の社会参加の促進（就業又は何らかの地域活動をしている高齢者の割合の増加）	（参考値）何らかの地域活動をしている高齢者の割合　男性64.0%　女性55.1%（平成20年）	80%（平成34年度）
社会環境	社会環境	地域のつながりの強化（居住地域でお互いに助け合っていると思う国民の割合の増加）	（参考値）自分と地域のつながりが強い方だと思う割合45.7%（平成19年）	65%（平成34年度）
	地域参加	健康づくりを目的とした活動に主体的に関わっている国民の割合の増加	（参考値）健康や医療サービスに関係したボランティア活動をしている割合3.0%（平成18年）	25%（平成34年度）

項目			現状	目標
生活習慣の改善	栄養	食塩摂取量の減少	10.6g （平成22年）	8g （平成34年度）
		野菜と果物の摂取量の増加	野菜摂取量の平均値282g 果物摂取量100g未満の者の割合61.4% （平成22年）	野菜摂取量の平均値350g 果物摂取量100g未満の者の割合30% （平成34年度）
	運動	運動習慣者の割合の増加	20歳～64歳 　男性26.3% 　女性22.9% 65歳以上 　男性47.6% 　女性37.6% （平成22年）	20歳～64歳 　男性36% 　女性33% 65歳以上 　男性58% 　女性48% （平成34年度）
	休養	睡眠による休養を十分とれていない者の割合の減少	18.4% （平成21年）	15% （平成34年度）
	飲酒	生活習慣病のリスクを高める量を飲酒している者（一日当たりの純アルコール摂取量が男性40g以上、女性20g以上の者）の割合の減少	男性15.3% 女性7.5% （平成22年）	男性13% 女性6.4% （平成34年度）
	喫煙	成人の喫煙率の減少（喫煙をやめたい者がやめる）	19.5% （平成22年）	12% （平成34年度）
	歯・口腔	口腔機能の維持・向上（60歳代における咀嚼良好者の割合の増加）	73.4% （平成21年）	80% （平成34年度）

6

地域保健

健康をつくる「健診」と「検診」

日々を健康に過ごすには、自分がどのような状態なのかを知る必要があります。また、より良好な状態を目指して生活習慣を維持または改善する必要もあります。ここでは主に生活習慣病に着目した「けんしん」について学びます。

健康増進法

健康日本21により望まれる国民の健康増進をより強力に推し進めるために、**健康増進法**が制定されました。健康増進法は健康日本21に法的根拠を与え、国や地方自治体が国民に対して健康に関する知識や技術の提供、相談支援を行うことを求めています。また、国民健康・栄養調査による国民の栄養摂取および生活習慣に関するモニタリングや、栄養摂取の基準を示す食事摂取基準などの法的根拠ともなりました。今後は受動喫煙に関する環境整備の面での法改正を控えており、健康づくりに関する種々の施策を含んだ、国民の健康づくりの中心的な法律として今後の発展が期待されています。

健診と検診

保健医療現場で用いられる言葉に「けんしん」というものがあります。この言葉に漢字を当てはめると、「**健診**」と「**検診**」の2つの「けんしん」があることがわかります。どちらも医療機関を受診して検査を受けるイメージですが、この2つの「けんしん」の違いは何でしょうか。その違いを理解するためには、「予防」の段階を理解する必要があります。

予防には、その目的と活動内容で区別された3つの段階、一次予防、二次予防、三次予防が存在します（p.13参照）。

一次予防はより良く生きることを目的として病気にならないことを目標にします。健康を維持・増進される良好な生活習慣による疾病予防の他に、特定の疾患を予防することを目指した予防接種や環境改善などが含まれます。一次予防はすべての人々を対象に行われるものです。

二次予防は、疾患を持つリスクの高い人々を対象に、その疾患を持っている人をなる

べく早く発見し、治療を開始することで重症化を防ぐものです。

　三次予防は、リハビリテーションを目指したもので、すでに疾患を持つ人々や治癒した人々を対象に機能回復を図り、再発防止および社会復帰に向けて取り組むものです。

　さて、健診と検診は、3つある予防の段階のどれに当てはまるものでしょうか。

　健診は、各ライフステージのすべての人々を対象に健康管理を目的として行われるものです（健康診断）。健診の結果をもとに生活習慣の微調整を図ることで、健康の維持・増進に結びつけます。したがって、予防の段階では一次予防に該当するものです。

　一方、**検診**は特定の疾患の有無を確認するために行われます（がん検診、感染症の検診など）。検診の結果により必要に応じて精密検査を受け、疾患を持っていると判断された場合は治療が行われます。これは、予防の段階では早期発見・早期治療を行う二次予防に該当します。

● 特定健診とがん検診 ●

　健康日本21の生活習慣に関する目標は、生活習慣病の発症を防ぐという一次予防を目指したものでした。同様に、健康診断の結果をもとに生活習慣病の一次予防を目指したものが、**特定健康診査・特定保健指導**です。特に、生活習慣病の予防にメタボリックシンドロームを取り上げているのが特徴的です。

メタボリックシンドローム診断基準（6-4）

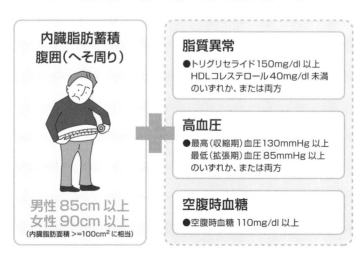

内臓脂肪蓄積
腹囲（へそ周り）

男性 85cm 以上
女性 90cm 以上
（内臓脂肪面積 >=100cm² に相当）

脂質異常
●トリグリセライド150mg/dl 以上
　HDLコレステロール40mg/dl 未満
　のいずれか、または両方

高血圧
●最高（収縮期）血圧130mmHg 以上
　最低（拡張期）血圧85mmHg 以上
　のいずれか、または両方

空腹時血糖
●空腹時血糖 110mg/dl 以上

　メタボリックシンドロームとは、生活習慣病のリスク因子を複数同時に持っている状態をいい、生活習慣病の発症のリスクが高い状態であると解釈されるものです。日本での判定基準として、内臓脂肪面積が100cm^{2}以上に相当するウエスト周囲径（男性：85cm以上、女性：90cm以上）を必須要件とし、くわえて、①血糖（空腹時110mg/dL以上）、②脂質（高トリグリセリド血症 [150mg/dL以上] かつ/または低HDLコレステロール血症 [40mg/dL未満]）、③血圧（収縮期：130mmHg以上かつ/または拡張期85mmHg以上）のうち、2項目以上に該当する状態がメタボリックシンドロームとされます（図6-4）。

　特定健診では、「高齢者の医療の確保に関する法律」を根拠法とし、40歳以上75歳以下の国民に対して毎年度1回の健診が行われます。健診結果により医師や保健師、管理栄養士などが行う特定保健指導が提供されます。受診者に、腹囲に加えてリスクが一つある場合は**動機付け支援**が、2つ以上ある場合は**積極的支援**とする保健指導が行われます。動機付け支援では、原則1回の面接と6ヶ月後の評価が行われます。積極的支援では、行動計画の作成や実践指導が継続的に（3ヶ月以上）実施され、その後6ヶ月後の評価が行われます（図6-5）。

　日本人の死因の第一位であるがんに対しては、様々な施策が整備されています。日本人の健康課題として優先的な対応が望まれる現状から、「**がん対策基本法**」が制定され、がん対策の基本的施策が提示されました。その中には、がん予防、医療体制の整備、研究の推進が挙げられています。これらの具体的な計画の中には、がんの発症や死亡の減少だけでなく、患者本位のがん医療の実現、がん患者が尊厳を持ち安心して暮らせる社会の構築が目標に掲げられています。

　がん対策内の二次予防としてがん検診が行われます。**がん検診**は健康増進法に基づく健康増進事業として市町村が実施しています。がん検診に含まれるのは、胃がん検診、子宮がん検診、肺がん検診、乳がん検診、大腸がん検診、の5つの検診です。対象年齢は40歳以上（子宮がん検診は20歳以上）として、年1回（乳がん、子宮がん検診は2年に1回）の受診が勧奨されています（図6-6）。

特定健診・特定保健指導の流れ（6-5）

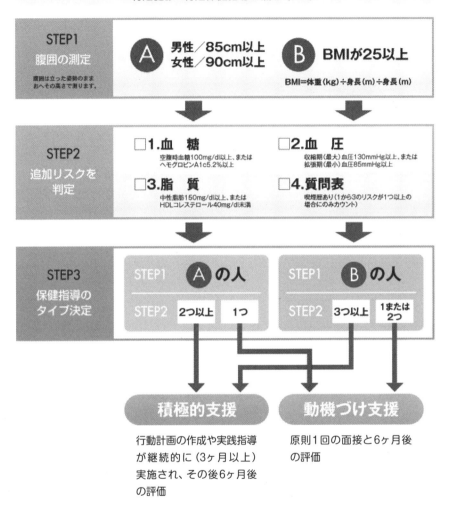

STEP1
腹囲の測定

腹囲は立った姿勢のまま
おへその高さで割ります。

Ⓐ　男性／85cm以上
　　女性／90cm以上

Ⓑ　BMIが25以上

BMI＝体重（kg）÷身長（m）÷身長（m）

STEP2
追加リスクを
判定

□**1.血　糖**
空腹時血糖100mg/dl以上、または
ヘモグロビンA1c5.2%以上

□**2.血　圧**
収縮期（最大）血圧130mmHg以上、または
拡張期（最小）血圧85mmHg以上

□**3.脂　質**
中性脂肪150mg/dl以上、または
HDLコレステロール40mg/dl未満

□**4.質問表**
喫煙歴あり（1から3のリスクが1つ以上の
場合にのみカウント）

STEP3
保健指導の
タイプ決定

STEP1　Ⓐ の人
STEP2　2つ以上　1つ

STEP1　Ⓑ の人
STEP2　3つ以上　1または2つ

積極的支援

行動計画の作成や実践指導
が継続的に（3ヶ月以上）
実施され、その後6ヶ月後
の評価

動機づけ支援

原則1回の面接と6ヶ月後
の評価

6
地域保健

　これらの施策や検診を効率的・効果的に行うには、正確な現状把握が欠かせません。そこで、**全国がん登録**（p.61参照）が2016年に開始されました。日本でがんと診断されたすべての人の情報を国でまとめ、集計・分析を行います。がんの罹患率や生存率、がんにまつわる様々な情報が得られることにより、がん対策をより現状に即したものへと改める基礎資料として活用がなされます。

がん検診の概要（6-6）

	一次検診内容	対象年齢	検診間隔
胃がん	胃部X線検査	40歳以上	年1回
肺がん	胸部X線検査、喀痰細胞診（50歳以上で喫煙年数×喫煙本数（本／日）＝600以上の者、もしくは6ヶ月以内に血痰があった者）	40歳以上	年1回
大腸がん	便潜血検査（免疫便潜血検査2日法）	40歳以上	年1回
乳がん	乳房X線検査（満モグラフィ）、視触診	40歳以上	2年に1回
子宮がん	視診、子宮頸部の細胞診、内診、コルポスコープ検査（必要時）	20歳以上	2年に1回

Discussion

1. 日本において、生活保護制度は存在するが同時にホームレスの人々も存在する。なぜこのようなことが起きているのだろうか。地域保健のもとで保健医療福祉サービスが多くの人に行き渡るにはどのような取り組みが必要だろうか。
2. 人口過密地域と過疎地域で同じ基準で医療圏を設定してもよいだろうか。医療圏を設定する場合、それぞれの地域でどのようなことが問題になるだろうか。
3. 健康日本21の目標を一つ取り上げ、目標達成のための具体的な案を考えてみよう。
4. 特定保健指導では面接により生活習慣の改善を促すことが期待される。この取り組みの効果、効率に課題があるとすれば、具体的にどのようなことだと考えられるか。
5. がん検診の種類により、対象年齢や受診間隔が異なるのはどのような理由からだろうか。

参考文献
- 厚生労働省ホームページ
- 健康日本21ホームページ
- 国民衛生の動向　2017/2018
- 公衆衛生がみえる 2016-2017（メディックメディア）

母子保健

母子保健の大きな目標は次世代の育成です。生まれたとき、さらには胎内にいたころから、私たちは母子保健の仕組みで守られてきました。母子保健には主に女性の妊娠・出産から出生後の乳幼児の健康支援までが含まれています。さらに、この一連のプロセスが安全で健康的なものになるよう、対人サービスだけでなく、社会整備も含めたあらゆる面でのサポートがなされます。不妊治療や出生前診断などの話題も含めながら、少子高齢化が進むわが国において「健やか親子21」が目指す地域社会を理解し、母子保健に関する種々の取り組みについて学びます。

7-1 母子保健法と社会支援

新生児の死亡率が世界で最も低い国となった日本ですが、日本社会において妊娠、出産、育児に関する母子保健施策の不足は大きな課題となっています。深刻な少子化の最中にある日本において整備されている、母子保健法、母体保護法や、健やか親子21をはじめとする様々な法律、施策や国民運動の理解を通して、日本の母子保健の現状と今後の発展に向けた課題について学びを深めましょう。

● 乳児死亡率と母子保健 ●

2018年のユニセフの報告では、生後28日までの新生児の死亡率（出生千対）が最も低い国は日本だったと紹介されました。新生児を含む乳児の死亡は地域の衛生状態や生活・文化、医療水準に大きく影響を受けます。そのため、平均寿命や年齢調整死亡率など他の指標と同様にその地域の衛生状態を表す指標として用いられています。

日本の**乳児死亡率**（出生千対）は、1947年（昭和22年）の76.7から2016年（平成28年）の2.0へと大きな改善を遂げ、世界で最も低い死亡率を示す国として知られるようになりました（図7-1）（図7-2）。

さて、このような低い乳児死亡率の維持を達成し、乳児の健康な成長・発達を可能にした背景にはどのような母子保健対策が整備されてきたのでしょうか。現在行われている母子保健対策を維持、向上させるためには、現在の日本において問題となる母子保健上の課題の理解が欠かせません。ここでは、日本における母子保健対策の現状を踏まえ、健康課題とその解決に向けた取り組みを理解します。

妊産婦死亡率（出産10万対）の推移（7-1）

	妊婦死亡率		妊婦死亡率
昭和25年（1950）	161.2	平成17（'05）	5.7
30（'55）	161.7	18（'06）	4.8
35（'60）	117.5	19（'07）	3.1
40（'65）	80.4	20（'08）	3.5
45（'70）	48.7	21（'09）	4.8
50（'75）	27.3	22（'10）	4.1
55（'80）	19.5	23（'11）	3.8
60（'85）	15.1	24（'12）	4.0
平成2（'90）	8.2	25（'13）	3.4
7（'95）	6.9	26（'14）	2.7
12（2000）	6.3	27（'15）	3.8

資料　厚生労働省「人口動態統計」

年次別妊産婦死亡率（出生10万対）の国際比較（7-2）

	昭和50年（1975）	60（'85）	平成7（'95）	17（2005）	27（'15）
日本	28.7	15.8	7.2	5.8	3.9
カナダ	7.5	4.0	4.5	('04)5.9	('11)4.8
アメリカ合衆国	12.8	7.7	7.1	18.4	('13)28.9
フランス	19.9	12.0	9.6	5.3	('13)4.9
ドイツ*1	39.6	10.7	5.4	4.1	('14)4.1
イタリア	25.9	8.2	3.2	('03)5.1	('12)2.1
オランダ	10.7	4.6	7.3	8.5	('13)2.9
スウェーデン	1.9	5.1	3.0	5.9	('14)3.5
スイス	12.7	5.4	8.5	5.5	('13)2.4
イギリス*2	12.8	7.0	7.0	7.1	('13)6.4
オーストラリア	5.6	3.2	8.2	('04)4.7	('14)4.0
ニュージーランド	23.0	13.6	3.6	10.4	('12)11.4

資料　厚生労働省「人口動態統計」、UN「Demographic Yearbook」
＊1　1985年までは旧西ドイツの数値である。
＊2　1985年まではイングランド・ウェールズの通史である。
（国民衛生の動向　2017/2018）

7
母子保健

● 母子保健法 ●

　妊娠や出産を経験する母親とその子どもが心身共に健康な生活を送るためにはどのような支援が必要でしょうか。**母子保健法**は、母親、乳児、幼児の健康の保持増進を目指した法律です。この法律を根拠として行われる保健活動には、保健指導、健康診査、医療などの支援が含まれています。

　妊娠が明らかになった女性は、居住する市区町村へ届け出る必要があります（医師の診断書は不要）。その際に、**母子健康手帳**（以下、**母子手帳**という）が交付されます。母子手帳は妊娠から出産、乳幼児の健康診断や予防接種の記録管理に使用されます。一冊の母子手帳に母子の健康状態の把握に必要な情報が集約されているため、保護者に活用されるだけでなく、保健医療従事者による継続的な支援のためにも役立てられています。また母子手帳には行政サービスや妊娠出産、育児に関する情報が簡潔にまとまっており、正確な情報を届けるためのツールとしても活用されています。

　妊娠中の母親の健康管理は、母親だけでなく胎内での児の良好な成長発達にも欠かせません。妊娠中の母親のために、市区町村を実施主体とした**妊産婦健康診査**が行われます。妊娠経過により推奨される受診頻度が異なります（24週未満：1回/4週、24〜36週未満：1回/2週、36週〜分娩：1回/1週、産後：1回）。検査や計測による状態把握に基づいた保健指導が提供され、母子の健康状態の維持向上を目指した支援が提供されます。

　出産後には居住する市区町村に出生届けを提出する必要があります（**戸籍法**）。自治体はその届出をもとに支援の必要性を把握し、適切な保健サービスを紹介・提供することが可能になります。届出は出生後14日以内に、児の名前と共に報告する必要があります。また、母子保健法では、2500g未満の低出生体重児の届出を定めています。必要に応じて、養育に必要な医療給付や相談支援が行われます。また、特に出生体重が2000g以下の乳児や身体的な問題により入院を要する必要があると診断された1歳未満の乳児には未熟児養育医療制度による医療給付が提供されます。

　出産後、母子共に健康状態が良好であれば自宅での生活がスタートします。しかし、特に初めての出産を経験した保護者にとって、退院して自宅にもどることほど不安な

ものはありません。多少の困難は生じつつも、新生児を迎えた自宅での生活が安定する
までに適切なサポートを提供することは重要です。

　新生児のいる家庭には、母子保健法による訪問指導が行われます。生活の場での母子
の姿を把握し、生活環境に合わせた細やかな支援を提供することが可能です。また、児
童福祉法の乳幼児家庭全戸訪問事業による家庭訪問でも同様に乳児の様子や保護者の
心身、社会的な状況に関する相談支援が行われます。多くの自治体ではこの2つを兼ね
た訪問が実施されており、支援を要する家庭を早期に把握しようと試みています。早期
の訪問支援が、子育ての初期の段階で生じる育児困難、不安、負担の軽減につながりま
す。また家族以外の専門職者と接する機会は孤立無援の予防にもつながります。少しで
も多くの人々が虐待や心中といった選択をしないで済む状態でいられることを目指し
て、地道な活動が行われています。

　乳児の健康管理を目的に、母子保健法では乳幼児健康診査の実施が定められていま
す。この法律の中では、1歳6ヶ月児（〜2歳まで）健診と3歳児（〜4歳まで）健診が
定められています。またほとんどの市町村において3〜4ヶ月健診が行われており、6
〜7ヶ月健診、9〜10ヶ月健診の実施などの時期で健診が行われることもあります。身
体計測や問診による身体的な成長・発達の把握、疾患の把握、言語や認知などの心理的
発達の状況を捉え、適切な対処を行うことを目的としています。また、保護者の不安や
悩みを把握する場となり、子育てや生活上の相談支援、適切なサービスを紹介する場と
しても機能します。

　このように母子保健法では、母子を中心とするその家族が、妊娠、出産、乳幼児との
生活という長い期間を健康に過ごすため、保健医療従事者による対人サービスを基本
として様々な支援を提供しています。

7

母子保健

● 出産と育児を支援する社会制度 ●

　就労する女性が、妊娠、出産、育児と身体的、精神的にも負担の多い時期を過ごすためには、社会的な負担の軽減が必要です。就労する女性が、妊娠や出産、育児を原因に不当な扱いを受けず、保護や支援を受けられるよう法整備がなされています。

　労働基準法では、産前産後の休業を取得することが定められています。出産予定日を基準として、本人の請求によりその前の6週間（多胎の場合14週）を産前休業とすることができます。産後休業は、本人の請求や希望にかかわらず産後8週間取得でき、医師の許可した業務に限り産後7週以降の就業が認められます。労働基準法は、日常業務内での母性保護のための規定も設けています。危険有害業務の制限や、負担の軽い業務への配置転換などの業務内容の調整のほか、時間外・休日・深夜労働の制限、変形労働時間の適用制限などの労働時間への配慮が該当します。

　経済的な負担の軽減には、出産や育児への給付が整備されています。正常の分娩にかかわる費用はおよそ30〜40万円ほどですが、正常な経過による妊娠・分娩は病気とは見なされないため医療保険は適用されません。経済的な負担により分娩が制限されないよう42万円の**出産育児一時金**が支給されます。これは健康保険や国民健康保険の被保険者（または被扶養者）に認められたものです。

　また、出産にまつわる休業中に所得を保障する制度として**出産手当金**があります。支給額は、標準月収の日割り額（円/日）×3分の2×休業日数（日）として計算されます。これは休業により給料がもらえない状態を回避する性質を持った制度なので、就労していない国民健康保険加入者には支給されません。

　雇用保険からは**育児休業給付金**が支給されます。休業開始日の賃金日額（円/日）×50%（休業開始日から180日までは67%）× 休業日数（日）により計算されます。原則として、休業開始時から子どもが満1歳になる前日までの期間とされ、父母で育児休業を取得した際には1歳2ヶ月まで延長できます。また、保育園入園の目処がつかない、疾病や負傷により復職が困難な場合等で、最長満2歳になる前日までの延長も可能になりました。出産育児一時金と出産手当金は妊娠4ヶ月以上で死産、流産、人工妊娠中絶した場合でも受給資格があります。

　育児・介護休業法は、就労する女性だけでなく、男性にも適用できる育児休業制度を定めた法律です。就労している父母が申し出ることにより、労働基準法による母の産後休業のあと１年間の育児休業を取得することが可能です。また、父親も重複あるいは交替で育児休業を取得する場合は、１歳２ヶ月までの間の１年間とすることができます（**パパ・ママ育休プラス**）。その際、産後８週まで父親が育児休業を取得した場合は、２回目の育児休業を取得することも可能です。産後の最も負担の大きい時期に、父母を中心とした子育てが社会的に支援されることになります。

　妊娠・出産・育児にまつわる支援は業務内容への配慮や休業が本質ではありません。「女性だから」という理由で就労が制限されたり、就業上での不当な扱いを受けるなどの差別的態度・環境を是正することに大きな意味があります。男女雇用機会均等法では、事業主が妊娠・出産を理由とした解雇、契約更新の拒否、降格、減給、人事考課における不利益な評価、などを行うことを禁止しています。また、妊娠・産後の健康診査を受けるための時間を確保し、健康診査の結果に応じた医師からの指導事項を守ることができるように配慮しなければならないことを定めています。その際、**母性健康管理指導事項連絡カード（母健連絡カード）**が活用できます。このカードには女性労働者に対する医師からの指導内容が記載されており、事業主は指導内容を的確に把握し、指導内容に準じた適切な配慮を行う義務があります。

　このように、出産や育児を支援する多くの社会制度が整備されています。しかし、男女雇用機会均等法で妊娠や出産を理由にした不利益を禁止する法改正がなされたのは2007年とごく最近の出来事です。このような不利益が容認されていたから法改正が進んだ、とも理解できます。生物学的な特性から、妊娠出産は女性しか経験できませんが、女性のみで妊娠や出産が可能であるわけではありません。女性の中でも就労の有無や結婚の有無、妊娠出産の有無、といった違いが生じますが、どのように生きるのかを選択する自由がすべての個人にあります。

　日本社会は、性別や背景、生き方に違いがあっても、それぞれの個人が安心・安全に生活できることを目指しています。母子保健の問題は女性の生き方だけでなく、次世代の支援を含み、母子保健の先にある社会をどのようなものにしたいのかといった、日本社会に属する一人ひとりの関心とすべきであることを忘れてはいけません。

7

母子保健

7
2 母体保護法と先端医療

母体保護法は妊娠や出産にまつわる母体の保護を目的としたものですが、優生思想と結びついた過去の悲劇を忘れてはいけません。また、医学の発展でより身近になった出生前診断が優生思想につながる可能性が懸念されています。母子保健にまつわる倫理的課題について考えてみましょう。

● 母体保護法 ●

妊娠や出産は大変喜ばしいことですが、同時に母体に多大な負担を強いることも事実です。母体の健康や命を危険にさらす場合には、妊娠や出産の中止を計画する必要も生じます。**母体保護法**は、このような状況のもとで、不妊手術および人工妊娠中絶の実施について定めた法律です。

人工妊娠中絶とは、妊娠満22週未満の時期で人工的に胎児と付属物を排出することをいいます。これは、本人および配偶者の同意のもとで**母体保護法指定医**によって行われる必要があります。人工妊娠中絶が可能となる要件は、妊娠の継続や分娩が身体的および経済的理由により母体の健康を著しく害する恐れのある場合、暴行や脅迫、または抵抗・拒絶することができない間の姦淫により妊娠した場合と定められています。

不妊手術とは、生殖腺の除去をせずに、生殖を不能にする手術のこととして定められています。本人および配偶者の同意を以って医師により実施されます。不妊手術が認められる要件は、妊娠・分娩が母体の生命に危険を及ぼす恐れのある場合、すでに数人の子どもがいて今後の分娩が母体の健康を著しく低下させる恐れがある場合、として定められています。また、この要件に該当する場合には、配偶者側についても不妊手術を行うことが可能です。不妊手術には、卵管への処置（結紮、切除、閉塞など）、精管への処置（切除、結紮など）があります。

母体保護法を語る上で忘れてはならないのは、優生保護法がもたらした悲劇です。**優生保護法**は1996年の全面改訂を経て母体保護法となりました。優生保護法の倫理的に問題のある点は「優生上の見地から不良な子孫の出生を防止する」ことを目的としたことにありました。

　優生思想とは、遺伝的に劣ると考えられるもの（特定の人種や障害など）を排除することで遺伝的に優れた者だけで社会を形成することに価値を置く考えです。この法律のもとで、身体奇形や身体障害、精神障害のある者に対して本人の同意を得ることなく強制的に不妊手術が施されていました。その対象には感染力も弱く完治させることが可能なハンセン病の患者も含まれていました。また、中には該当する背景がないのにもかかわらず未成年のうちに強制的に不妊手術が施されたことが最近になって発覚した事例もありました。精神薄弱、障害があるということが悪であるという非常に偏った優生思想に基づいて社会全体で行われた人権侵害に対する国の責任を問う声が上がっています。

　この優生思想は現代でも引き続き問題となっています。**出生前診断**は、遺伝性疾患や先天異常を持つ可能性が高い場合に血液や羊水の成分分析から胎児の状態を把握する検査です。出産前から胎児の状態を知ることで受容や受入の準備の時間が確保できるといった自己決定を支える技術であると同時に、生むか生まないか、命の選別が行われる情報となりえます。最先端医療技術を通して優生思想がその形を変えて表現される恐れがあり、倫理的な問題を抱える技術でもあります。自身や児の障害の有無にかかわらず、誰もが安心して豊かな生活を送ることができる社会を望むのか、そうでない別の理想を掲げるのか、私たちがどのような社会を望むのかが問われています。

7

母子保健

健やか親子21と少子化対策

少子化は緩やかに進行し、人口減少問題の解決にはまだいたっていません。日本において次世代の育成は喫緊の課題であり、子育ての対象である子どもだけでなく、子育てのある生活を営む保護者、ひいては子育てを行う社会全体のあり方を見直す必要があります。その流れを汲んだ「健やか親子21」について学びましょう。

● 健やか親子21 ●

21世紀の母子保健の取り組みの方向性や目標を示したものとして「**健やか親子21**」という国民運動計画が発表されました（図7-3）。「健やか親子21」は、すべての子どもが健やかに成長していく上での健康づくりを念頭に、次世代を担う子どもたちが健やかに社会で育つことができる基盤をつくることを目指しています。安心して子どもを生み育てることができるという少子化対策の一面も持ちつつ、母子保健の改善から国民全体の健康の向上を目指しているという点で、「健康日本21」の理念とも繋がる健康づくり運動です。2001年から始まったこの取り組みは、現状の課題を見直し、2015年から2024年までの取り組みである「健やか親子21（第二次）」として新たな計画が始まっています。

「健やか親子21（第二次）」の重点課題として、育てにくさを感じる親に寄り添う支援（重点課題1）、妊娠期からの児童虐待防止対策（重点課題2）、の2点が挙げられています。またこれらの基盤となる課題として、切れ目ない妊産婦・乳幼児への保健対策（基盤課題A）、学童期・思春期から成人期に向けた保健対策（基盤課題B）、子どもの健やかな成長を見守り育む地域づくり（基盤課題C）、を設定しています。

育てにくさを感じる親に寄り添う支援（重点課題1）では、ゆったりとした気分で子どもと過ごせる時間がある母親を増やし、育てにくさを感じたとしてもそれに適切に対処できる母親を増やすことを目指しています。また、育てにくさを感じる子どもの要素の一つとして発達障害を取り上げ、発達障害を持つ子どもを育てる保護者への支援と支援環境の整備を目標としています。

　妊娠期からの児童虐待防止対策（重点課題2）では、児童虐待の被害の減少を目標に、虐待の予防や早期発見につながる情報提供、乳幼児と保護者のいる家庭への訪問指導や乳幼児健診の実施、グループ支援の提供、関係機関の連携などの環境整備を目指しています。

　これらの重点課題の基盤となる基本的な母子保健活動に関する課題として、切れ目ない妊産婦・乳幼児への保健対策（基盤課題A）では、母子保健水準の向上として妊産婦死亡率や低出生体重児割合の低下、妊婦の喫煙や飲酒率の低下、妊産婦や保護者とその児を支える体制の整備などが目標とされています。また、学童期・思春期から成人期に向けた保健対策（基盤課題B）では、子どもたちが主体的に自身の健康管理に取り組むことを目指し、やせや肥満割合の低下、十代の喫煙や飲酒率の低下、自殺率や人工妊娠中絶率の低下などが目標とされています。

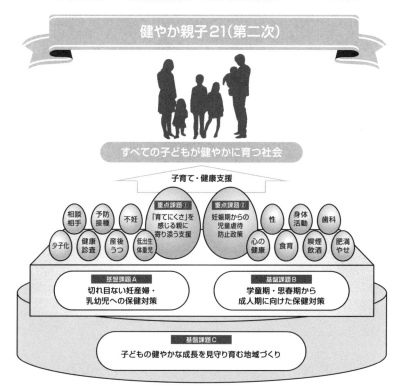

健やか親子21の概要図（7-3）

（厚生労働省，「健やか親子21（第二次）」について　検討会報告書）

　妊産婦や子どもたちの健康な生活を可能にする地域社会の発展も欠かせません。子どもの健やかな成長を見守り育む地域づくり（基盤課題C）では、保護者が地域での子育てに満足し、就労の継続にも支障を感じないような状態を目標として、マタニティマークの使用や認知、父親の積極的な育児の実施、自治体の母子保健活動や関係者の専門性の向上を通して、地域社会の持つ能力の発揮、発展を促しています。

　「健やか親子21」の理念を基盤に、子育てのある生活が充実したものとなるようにどのような地域を目指すべきか、日本の各地で様々なアイデアが見られています。「健やか親子21」の地域社会の整備と共鳴する事業に、**子育て世代包括支援センター**の設置や、**産前産後サポート事業**などがあります。

　妊娠期から子育て期にわたる様々なニーズに対して、切れ目ない支援を行う地域内の拠点として子育て世代包括支援センターの整備が進んでいます。ここでは、母子保健コーディネーターによる相談助言から適切な専門職や支援への橋渡し、支援者同士の情報交換、ケア体制の構築や関係者間における連携の強化が図られています。

　産前産後のサポートとしても、専門職者の訪問による相談支援、ホームヘルパーによる家事育児支援、宿泊による健康管理や育児支援などが行われています。子どもを安心して遊ばせることのできる場の提供、母親や保護者同士の交流の場を提供するなど、住み慣れた地域で安心して子育てのある生活が送れるよう、地域特性を生かしたコミュニティが日本の各地で形成されています。

● 少子化対策 ●

　合計特殊出生率（p.53参照）は、15〜49歳までの女性の年齢別出生率を合計したもので、1人の女性がその年齢別出生率で一生の間に生むとしたときの子どもの数に相当します。この値が2であるときに人口が維持され、下回ると人口が減少することを示唆します。日本においては、1970年代まで2.00台を保っていましたが、1980年代には2.00を下回り、1989年には過去最低値である1.57（1.57ショック）となり少子化が社会的問題として認知されました。その後も減少を続け、2005年では最も低い1.26となりましたが、2016年では1.44を示しています（図7-4）。

　このような少子化の進行にはどのような背景があるのでしょうか。内閣府の少子化対策の中では、少子化の背景に、未婚化・晩婚化、第1子出産年齢の上昇、長時間労働、子育て中の孤立感や負担感など、様々な要因が複雑に絡み合っていると理解されています。

合計特殊出生率（7-4）

年	出生数	出生率 *1（人口千対）	合計特殊出生率 *2	総再生産率	純再生産率
昭和25年（'50）	2,337,507	28.1	3.65	1.77	1.50
35年（'60）	1,606,041	17.2	2.00	0.97	0.92
45年（'70）	1,934,239	18.8	2.13	1.03	1.00
55年（'80）	1,576,889	13.6	17.5	0.8	0.83
平成2年（'90）	1,221,585	10.0	1.54	0.75	0.74
12年（'00）	1,190,547	9.5	1.36	0.66	0.65
22年（'10）	1,071,304	8.5	1.39	0.67	0.67
23年（'11）	1,050,806	8.3	1.39	0.68	0.67
24年（'12）	1,037,231	8.2	1.41	0.68	0.68
25年（'13）	1,029,816	8.2	1.43	0.70	0.69
26年（'14）	1,003,539	8.0	1.42	0.69	0.69
27年（'15）	1,005,677	8.0	1.45	0.71	0.70
28年（'16）	976,979	7.8	1.44	…	…

資料　厚生労働省「人口動態推計」、国立社会保障・人口問題研究所「人口統計資料集」
＊1　昭和25～41年は総人口を、昭和42年以降は日本人事項を分母に用いている。
＊2　15～49歳の各歳別日本人女性人口を分母に用いている。
※平成28年の数値は概数である。
（国民衛生の動向　2017/2018）

7
母子保健

　少子化対策としては、これまで**エンゼルプラン**（1995～99年）、**新エンゼルプラン**（2000～04年）といった基本的な方向性が示されましたが、少子化傾向には歯止めがかかりませんでした。社会全体の取り組みとするよう、さらなる対策として**少子化社会対策基本法**と**次世代育成支援対策推進法**（ともに2003年）が制定されました。これらの法律により、内閣府に「**少子化社会対策会議**」が設置され、少子化対策の基本的な指針を示しながら、都道府県、市区町村、事業者に具体的な行動計画を策定させ、対策の実施を義務付けました。

　また、少子化社会対策基本法をもとに、社会のあり方や生活環境の整備を目指した**子ども・子育て応援プラン**（2005～09年）、**子ども・子育てビジョン**（2010～2014年）の制定、を経て、2015年（平成24年）に**子ども・子育て関連3法**（「子ども・子育て支援法」「就学前の子どもに関する教育、保育等の総合的な提供の推進に関する法律の一部を改正する法律」「子ども・子育て支援法及び就学前の子どもに関する教育、保育等の総合的な提供の推進に関する法律の一部を改正する法律の施行に伴う関係法律の整備等に関する法律」）が制定され、地域の子ども・子育て支援の量と質の充実を目標に幼児期の教育や保育の強化に向けた取り組みが実施されています。

　少子化に関連して、医学分野の発展もまた妊娠・出産をサポートする手段の一つになります。**不妊症**は、何らかの治療をしない限り自然妊娠の可能性がほとんどない状態のことを指し、夫婦が妊娠を試みても不妊である期間が1年間である状態と理解されています。「健やか親子21」にも取り上げられていますが、不妊や不育で悩む夫婦への支援として公費助成が行われています。妊娠のために治療を要する状態と医師に診断され、妻の年齢が43歳未満である婚姻している夫婦を対象に、指定医療機関で行われた1回の**特定不妊治療**（体外受精または顕微授精）に対して15万円まで（初回治療は30万円まで）の費用が助成されます（所得制限あり）。

　また、不妊や不育に悩む夫婦の相談支援、精神的なサポートを目的として、不妊専門相談センター事業が開始され、平成29年現在で全国の66か所で不妊に関連した相談事業が行われています。不妊やそれに伴う治療は、夫婦どちらの側にも身体的、精神的、社会的な負担を強いるものです。不妊治療に関する様々なサポートは、妊娠・出産を含む生き方に関する意思決定の支えとなります。

　母子保健施策は、保健医療福祉にまつわる様々な法律や事業が入り組んでおり、網羅的に理解をするのは難しい面があります。しかし、その中心には、母親や他の保護者とその児が健康に安心して生活することができる社会をつくるという理念があります。そのためには、保健医療福祉分野だけでない多分野間の連携が不可欠になります。また、どのような社会をつくり、次世代につなげたいかという国民一人ひとりの意識の高まりも不可欠です。その潜在的な意識を引き出し、意欲を高め、ともに実現を目指すために協力する姿勢が、保健医療福祉の専門職者には求められています。

◉ Discussion ◉

1. バッグにマタニティマークをつけた細身の女性が電車の優先席に座っていたところ、高齢者に「私のころの妊婦はもっと苦労していた」として席を空けるよういわれていた。健やか親子21の掲げる目標である「マタニティマークの認知割合を高める」ことは、このような社会に合った対策だろうか？　そうでないなら、どのような対策が必要だろうか？

2. 出生前診断で児の障害が発覚した女性が堕胎を選択した場合、その女性は優生思想の持ち主として非難されるべきか？　または、障害を持った児を安心して育てることのできない社会の未整備を非難するべきか？

3. 次世代育成支援対策は、「保護者が子育てについての第一義的な責任を有する」という基本的認識を表明している。一方で、国、自治体、事業主へは、指針や行動計画の策定、実施への努力義務を明記するにとどまる。次世代育成支援について国や自治体、事業主は責任を負わなくてよいということだろうか？

4. 内閣府は、少子化の背景に未婚化・晩婚化、第1子出産年齢の上昇、長時間労働、子育て中の孤立感や負担感などを挙げている。内閣府の挙げる少子化の個々の背景のさらに背景にはどのような課題があるだろうか？

5. 健やか親子21では、学童期・思春期から成人期に向けた保健対策の充実に目を向けている。この対策が著しい成果を上げたとき、未来の母子保健水準はどのように変化すると考えられるか？

6. 自治体が行う乳幼児健診は虐待リスクの高い保護者とその児を早期に発見し対応する場として役に立つ。一方で、そのようなリスクの高い保護者は自治体で行われる乳幼児健診の受診を避けるかもしれない。どのような対策が必要だろうか？

7

母子保健

参考文献

・内閣府ホームページ
・厚生労働省ホームページ
・健やか親子21ホームページ
・United Nations Children's Fund（UNICEF）. Every Child Alive The urgent need to end newborn death. 2018.
・国民衛生の動向　2017/2018
・公衆衛生が見える 2016-2017（メディックメディア）.

Column　持続可能な開発目標と貧困の問題

持続可能な開発目標（SDGs：Sustainable Development Goals）とは、2015年9月の国連総会で採択された成果文書「Transforming our world:the 2030 Agenda for Sustainable Development」での行動指針です。大きく17の目標が設定され、これら目標に関連する合計169のターゲットが設定されています。公衆衛生と関連する内容も多く含まれています。

この中で特に注目したいのが「①貧困をなくそう」です。貧困は発展途上国の問題であり、日本にはあまり関係ないと考える

かもしれません。しかし、実際には日本においても静かに貧困は広がっています。たとえば、子どもの貧困問題。日本の子どもの7人に1人が貧困の状態であり、ひとり親世帯の子どもは2人に1人が貧困ともいわれています。先進国の中で最低の水準です。貧困家庭の子どもは、進学の機会などの教育格差を通じて将来の仕事の機会を失うリスクにつながります。貧困は世代を超えて連鎖します。日本の持続可能性を維持するために、貧困の連鎖を断ち切る施策は公衆衛生においても重要です。

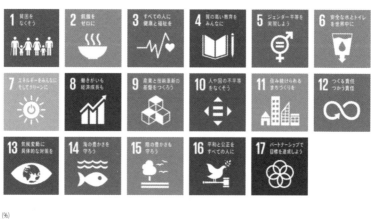

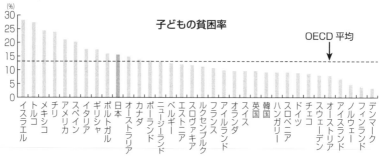

子どもの貧困率

内閣府　平成26年版子ども・若者白書，第3節子どもの貧困
出典：OECD Family Database

Chapter

8

高齢者保健

少子高齢化社会にどのように適応するのかは、日本社会の大きな課題です。高齢者は加齢により身体的状態に多様な変化が認められる一方で、精神・社会活動のさらなる充実が同時に起こりうる存在です。地域住民が住みなれた地域でより良い生活を送るためにはどうしたらよいのか、高齢者自身の力を引き出しながら、高齢者を支える地域システムを作り出そうという動きが始まりました。ここでは高齢者保健・福祉のしくみを理解しながら、介護保険、地域包括ケアシステムについて学びます。

8 1 日本における高齢化の現状

日本人が長寿であることは世界中で知られています。この長寿の背景にある社会の状態はどのようなものでしょうか。人口構造や医療費の変化に目を向けつつ、年齢を重ねてもより良く生きる、ヘルシーエイジング（Healthy Aging）について考えてみましょう。

● 日本の高齢化 ●

日本人は世界でもトップクラスで長生きする集団として知られており、平成28年の平均寿命は男性：80.98歳、女性：87.14歳でした。一方で、これは健康課題に関連する日本の社会状況を表す数字でもあります。実は、日本では平成17年以降人口が減少しており、特に生まれてくる子どもの数が減少し続けています。この状況が、総人口に占める高齢者の割合（**老年人口割合**）を高める要因となっています。

老年人口割合は一般的に**高齢化率**と呼ばれています。平成28年では、高齢化率は27.3%であり、未だ増加傾向です。高齢化率が7%であった昭和45年から14%に倍増した平成6年までに要した年数は24年で、高齢化の進む西欧諸国よりも極めて急速に高齢化が進行しているのが日本の特徴です。

このように急増する高齢者を社会はどのように支えるのでしょうか。何人の現役が1人の高齢者を支えるかを表す指標として、高齢者（65歳以上）人口の生産年齢（15〜64歳）人口に対する比率を算出してみます。すると、平成7年に現役4.8人：高齢者1人であったものが、平成27年には現役2.3人：高齢者1人になりました。推計では令和40年までに現役1.4人：高齢者1人と、ほぼ現役1人が1人の高齢者を支えなければならないほどに高齢化が進行すると予測されています（図8-1）。

長期的には、人口減少を食い止め、少子化の改善による現役世代の増加を目指すことが求められます。短期的には、増加し続ける高齢者を社会でどのように支えるのかの具体的な対策が求められています。世界でも類を見ない日本の高齢化とその社会的な対策は、今後訪れるかもしれない高齢化への対策のヒントとして他の国々からも関心を持って見守られています。

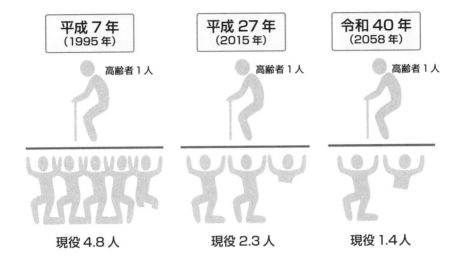

高齢者（65歳以上）人口の生産年齢（15 ～ 64歳）人口比率（8-1）

平成 7 年 (1995 年)	平成 27 年 (2015 年)	令和 40 年 (2058 年)
高齢者 1 人	高齢者 1 人	高齢者 1 人
現役 4.8 人	現役 2.3 人	現役 1.4 人

● 高齢者と医療の状況 ●

　平成28年の国民生活基礎調査によると、病気やけがなどで自覚症状のある者（**有訴者**）は人口千人当たり305.9（有訴者率）でした。この値は、年齢階級が高くなるにつれ多くなり、65歳以上では446.0となり、「足腰に痛み」のある者の割合は、男性で210.1、女性で266.6となっています。高齢者は何らかの自覚症状を有し、その内容は整形外科疾患で多くなることがわかります。また引き続く受診状況でも、傷病で通院している者（**通院者**）は人口千人当たり男性で686.7、女性で690.6となり（**通院者率**）、全年齢区分を含めたときの390.2を大きく上回る数字になっています。結果として、国民医療費の多くが高齢者の受療に使用されています。集計では、65歳以上で全体の58.6%にあたるおよそ24兆円、そのうち75歳以上の高齢者で14兆円程度の使用が推計されています。

　実は、65～74歳までの高齢者（**前期高齢者**）と75歳以上の高齢者（**後期高齢者**）では、医療費の出所が違います。前期高齢者は、国民健康保険か65歳になるまで加入していた他の医療保険により引き続き給付を受けることになります。その際の自己負担額は3割で、70～74歳は2割です。一方、75歳以上の後期高齢者は、独立した医療制度である**後期高齢者医療制度**により給付を受けます。自己負担は原則1割です。

　この制度は、**高齢者の医療の確保に関する法律（高齢者医療確保法）**により定められました。この法律の前身である老人保健法と異なる特徴として、国・都道府県において5年ごとに医療費適正化計画を定めること、特定健康診査・特定保健指導を行うこと、後期高齢者医療制度による75歳以上の高齢者への医療給付を行うことが挙げられます。またこの運営主体は複数の都道府県や市区町村が設置する広域連合とされています。

　高齢者が健康で生活するために適切な医療が提供される必要があります。その医療が継続的に安定して供給されるためにも様々な社会整備が必要になります。しかし、高齢者は一方的に医療資源を消費するだけの存在ではありません。高度医療の価格の高さも医療費の上昇に貢献しています。予防の概念に立ち返れば、一次予防である適切な生活習慣の管理による健康の維持・増進が広く行き渡ることが、医療費の削減に効果的かもしれません。そのためには高齢者になってからではなく、その前段階の成人期や青年期の保健、さらには出生の段階の母子保健の充実が必要になってきます。すなわち、ライフコースを意識した総合的で包括的な保健対策が必要だといえます。

● 高齢者とこれからの社会 ●

　社会全体で高齢者を支えるには、社会を構成する多くの人々が高齢者の特徴を理解する必要があります。さて、高齢者はどのような特徴を持った人々なのでしょうか。

　一般的に高齢者は加齢による身体・精神・社会的状態の変化を持った人々だと理解でき、加齢による状態の衰えは老化だと考えることができます。確かに、身体的な機能では疾病を持ちやすくなり、またそこからの回復にも時間がかかります。個人が複数の疾患を抱えることも珍しいことではありません。筋力の低下に代表されるように俊敏性や持久性といった運動機能も低下します。しかし、全ての能力が加齢により衰えるわけではありません。長年培ってきた知識や技術、それらを通した社会への参加といった側面では、年齢を重ねても衰えるどころか発展する余地すら残っています。

　このように、高齢者であっても自身の持つ能力を最大限に発揮し、より良い生活を送ることができるような年齢の重ね方を、WHOは**ヘルシーエイジング**（Healthy Aging）という概念のもとで提案しています。ヘルシーエイジングとは、高齢期をより良く生きることを可能とする機能的能力を維持・向上するプロセスとして定義されています。

　この機能的能力には、基本的ニーズを満たすこと、学び成長して自己決定できること、可動性を維持すること、人間関係を構築し維持させ、さらに社会に貢献できることが含まれています。これらの能力は、個人の身体的な背景と環境との相互作用により形作られていくものです。しかし、高齢者の個々の状態は非常に多様であり、またその多様性が異なる境遇（多くの場合、**社会的格差**と呼ばれるような個々の差）によって生まれることを考慮しなくてはなりません。ヘルシーエイジングを目指した対策には、高齢者の間に存在する多様性や格差も考慮しながら、すべての人々を対象として機能的能力の維持・向上が達成されるプロセスを作り出すことが求められています。

8

高齢者保健

8-2 老人福祉法

高齢者が健康で、安心・安全な生活を送るためにはどのような社会整備が必要でしょうか。ここでは高齢者を守るしくみの一つである老人福祉法について学びます。また、高齢者の生活を脅かす要因の一つである虐待に焦点を当て、老人福祉法の「福祉の措置」が持つ意味を考えましょう。

● 老人福祉法とは ●

老人福祉法の目的は、「心身の健康の保持及び生活の安定のために必要な措置を講じ、もって老人の福祉を図ること」とされています。1963年に制定され、急速に高齢化が進む中で高齢者の健康と安定した生活を守ることを目指したものでした。老人福祉法の規定する主な施策は福祉サービスの提供ですが、介護保険法が制定されたあとは、そのほとんどが介護保険法による福祉サービスに移行しています。したがって、福祉サービスを利用したいと考える場合には、介護保険法によるサービスの提供が優先されます。しかし、65歳以上でやむを得ない事由により介護保険を利用できない状況にある場合、「福祉の措置」として福祉サービスが提供されます。老人福祉法の福祉サービスには、在宅福祉として老人居宅生活支援事業による訪問・通所サービスや、施設福祉として老人福祉施設の入所サービスによるものがあります。

● 福祉の措置 ●

老人福祉法の下では、65歳以上でやむを得ない事由により介護保険を利用できない状況にある場合、「**福祉の措置**」として福祉サービスが提供されます。この「福祉の措置」は高齢者の健康や安全の確保、権利擁護を図る目的で、行政（市区町村）が法に基づいて職権として福祉サービスを提供することを指しています。したがって、本人の意思にかかわらず行政から一方的に福祉サービスが提供されます。非常に強力な行為なのですが、行使するには「やむを得ない事由」で介護保険が利用できない場合という条件が定められています。さて、ここで言及される「やむを得ない事由」とはどのような状況を想定しているのでしょうか。

　想定される状況としては、認知症を含む精神疾患等により介護保険の利用に関して正しい認識ができない状態があります。一般的にはその場合は家族等の本人の代理を立てることを考えますが、単身で生活している高齢者で認知症等が発症した場合には安定した生活を送るのに支障をきたす場合があります。

　例えば、認知症では記憶の障害だけでなく、日常生活で必要な作業（調理、買い物、金銭管理など）が計画性を持ってできなくなる遂行機能障害も生じます。そのため、清潔で安全な住環境を保てずに、食事を摂ることもできなくなるなど、結果的にセルフネグレクト※の状態で発見されることもあります。このような場合は、本人の意思によらず、安全と健康の確保のために福祉サービスの措置を講じることが求められます。

　また、介護認定を待てない緊急性のある状況も想定されます。高齢者自身に問題がなくても、同居する家族から虐待を受けており、自宅での生活が困難である場合や、介護者の負担が多大で介護を継続することが困難となった場合などです。この場合は、自宅での生活を続けることが高齢者の健康や安全を大きく損ねることが想定され、また介護認定を待てない状況であるため緊急避難的に入所施設の利用が措置されます。

8
高齢者保健

● 高齢者への虐待 ●

　高齢者への虐待は、大きな社会問題として認識されています。**虐待**には身体的、精神的、心理的、性的、経済的なものがあります。介護者による介護や世話の意図的な放棄・放置などのネグレクトも虐待に含まれます。平成28年の厚生労働省の調査結果では、自宅で発生した虐待の中では身体的虐待が半数以上を占め（67.9%）、居住形態では虐待者と被虐待者のみの生活（50.7%）で、息子（40.5%）や夫（21.5%）からの虐待が多いと報告されています。その理由では、「介護疲れ・介護ストレス」が（27.4%）で最も多く、「虐待者の障害・疾病」（21.3%）、「経済的問題」（14.8%）と続いています。

※**セルフネグレクト**　日常生活を営む意欲や能力を喪失し、自分の安全や健康が脅かされる状態になること。

　この調査の根拠法となっている**高齢者虐待防止法**(「高齢者虐待の防止、高齢者の養護者に対する支援等に関する法律」)は、このような高齢者に対する虐待の表面化に呼応するかたちで平成18年に施行されました。特徴的なのは、家族などの身内からの虐待だけでなく、高齢者の介護に関連する施設職員による虐待の防止にも言及していることです。高齢者の介護は、介護を行う人の多大な負担の上に成り立っています。虐待をしてしまった人を罰せられるべき人と認識するのではなく、負担軽減を求める支援の必要な人ととらえ、積極的に関わりながら虐待を起こしてしまわないような環境改善を図ることが虐待防止につながると考えられています。また、保健医療福祉の従事者は高齢者やその身近な人の様子の変化に敏感です。虐待が疑わしい場合は通報する責務があり、高齢者の保護のために積極的に動かなければいけません。虐待を予防し、起こってしまった場合も早期に発見し対応することで、高齢者だけでなく、介護者をも守ることがこの法律の目指すところです。

　老人福祉法は福祉サービスの提供を介護保険に移行させ、その役目を終えたかのような印象を受けてしまいますが、「福祉の措置」に代表されるように、高齢者がどのような状態であっても健康で安全に地域で生活するためのセーフティネットの一つとして機能しています。

介護保険

加齢による身体的・精神的・社会的な変化は高齢者の生活を大きく変えてしまいます。このような変化の中でも高齢者個人の持つ力や生活を尊重し、自立したより良い生活を送るための支援を行う公的な資源として介護保険という仕組みが整備されました。ここでは介護保険がどのように運用されているのか学びます。

介護保険とは

介護保険は、加齢やその他の要因により介護が必要になった者に対して、原則的に介護サービスを現物支給するための仕組みです。介護保険の実施主体は市町村と特別区であり、40歳以上のすべての国民が被保険者です。40歳以上の国民が費用を出し合い、介護が必要な者に介護サービスが提供されます。利用者は原則1割の負担が生じます。そのため、介護保険は社会全体で高齢者やその他の介護が必要な方を支える仕組みといえます。

介護保険の審査の流れ

介護保険によるサービスの給付は、利用を希望する本人からの申請によりその利用が始まります。介護保険を利用できる被保険者は、65歳以上の者（第1号）と特定の疾患を持つ40～64歳の医療保険加入者（第2号）です。

申請を受けた市町村は、本人の身体状況や生活状況を把握するための訪問調査を行います。認定調査票では、身体的自立度、認知症を想定した精神的な自立度の判定のために2つの判定基準が用意されています（図8-2、図8-3）。同時に、かかりつけ医に対して主治医意見書の提出を求めます。

一次判定では、介護に関連する手間がどの程度必要なのかを5分野にまたがった基準時間として概算します（図8-4）。その結果と主治医意見書、訪問調査時の特記事項に基づき、介護認定審査会による審査にて最終的な要支援・要介護度を判定し、市町村が最終的な認定を行います。

8

高齢者保健

障害高齢者の日常生活自立度（寝たきり度）（8-2）

生活自立	ランクJ	何らかの障害等を有するが、日常生活はほぼ自立しており独力で外出する 1. 交通機関等を利用して外出する 2. 隣近所へなら外出する
準寝たきり	ランクA	屋内での生活は概ね自立しているが、介助なしには外出しない 1. 介助により外出し、日中はほとんどベッドから離れて生活する 2. 外出の頻度が少なく、日中も寝たり起きたりの生活をしている
寝たきり	ランクB	屋内での生活は何らかの介助を要し、日中もベッド上での生活が主体であるが、座位を保つ 1. 車いすに移乗し、食事、排泄はベッドから離れて行う 2. 介助により車いすに移乗する
	ランクC	1日中ベッド上で過ごし、排泄、食事、着替えにおいて介助を要する 1. 自力で寝返りをうつ 2. 自力では寝返りもうてない

認知症高齢者の日常生活自立度（8-3）

ランク		判断基準	症状・行動の例
I		何らかの認知症を有するが、日常生活は家庭内及び社会的にほぼ自立している	
II		日常生活に支障を来たすような症状・行動や意思疎通の困難さが多少見られても、誰かが注意していれば自立できる	
	IIa	家庭外で上記IIの状態が見られる	たびたび道に迷うとか、買物や事務、金銭管理などそれまでできたことにミスが目立つ等
	IIb	家庭内でも上記IIの状態が見られる	服薬管理ができない、電話の応対や訪問者との対応など一人で留守番ができない等
III		日常生活に支障を来たすような症状・行動や意思疎通の困難さが見られ、介護を必要とする	
	IIIa	日中を中心として上記IIIの状態が見られる	着替え、食事、排便、排尿が上手にできない、時間がかかる。やたらに物を口に入れる、物を拾い集める、徘徊、失禁、大声・奇声をあげる、火の不始末、不潔行為、性的異常行為等
	IIIb	夜間を中心として上記IIIの状態が見られる	ランクIIIaに同じ
IV		日常生活に支障を来たすような症状・行動や意思疎通の困難さが頻繁に見られ、常に介護を必要とする	ランクIIIに同じ
M		著しい精神症状や問題行動あるいは重篤な身体疾患が見られ、専門医療を必要とする	せん妄、妄想、興奮、自傷・他害等の精神症状や精神症状に起因する問題行動が継続する状態等

要介護認定基準時間を計算する5分野 (8-4)

分野	内容
直接生活介助	身体に直接触れて行うもの（食事、入浴、排泄、など）
間接生活介助	洗濯や掃除などの日常生活上の世話等
問題行動関連介助	認知症に関連する徘徊、不潔行動等への対応
機能訓練関連行為	歩行や嚥下などの機能訓練
医療関連行為	輸液、呼吸、褥創などの処置、診療補助等

要介護認定の審査判定基準（分／日）(8-5)

区分	要介護認定等基準時間
非該当	25分未満
要支援1	25分以上32分未満
要支援2・要介護1＊	32分以上50分未満
要介護2	50分以上70分未満
要介護3	70分以上90分未満
要介護4	90分以上110分未満
要介護5	110分以上

＊認知機能の低下や概ね6ヶ月以内に心身状態の悪化による要介護度の見直しが必要な場合に「要介護1」となる。

8
高齢者保健

　これらの情報をもとに下される**介護認定**は、要支援として2区分、要介護度として5区分の段階が設定されています（図8-5）。厚生労働省の定義する「**要支援状態・要支援者**」は「身体や精神上の障害のために日常生活の基本的な動作（入浴、排泄、食事等）について常時介護が必要な状態にならないように、状態維持や悪化の防止に継続的に支援を要する状態にある者」とされています。同様に、**要介護者**は「身体や精神の障害により日常生活の基本的な動作に常時介護を要すると見込まれる状態にある者」とされています。

　申請後の手続きを経て受けた介護認定には有効期間があります。新規や変更申請した場合は原則6ヶ月です。有効期間を過ぎると介護サービスが受けられなくなりますので、認定の更新が必要です。また、心身の状態に変化があった場合には、有効期限を待たずに見直しのための認定の変更を申請することができます。更新申請後は原則12ヶ月が有効期間となりますが、これも状態に応じて3ヶ月から最長24ヶ月までの期間が設定されます。

● 介護保険によるサービスの利用 ●

　介護度が決定したあとは、状態に見合った介護サービスを利用することができます。しかし、ただやみくもにサービスを利用するだけでは本人の生活の質が向上するのかわかりません。そこで、本人の心身の状態や生活状況を踏まえた目標の設定と、その達成に必要なサービスを決定します（図8-6）。このサービスの利用計画を**ケアプラン**といいます。ケアプランは本人でも立案できますが、専門的な視点が欠かせないこととその手続きの煩雑さから、多くは保健師や**介護支援専門員（ケアマネジャー）**といった専門職によって立案されます。

　要支援と認定を受けた場合は要介護状態への進行を予防する介護予防ケアプランが必要です。最寄りの地域包括支援センターへ依頼すると、保健師等の専門職者が立案します。要支援と認定された場合は、予防給付を受けることができます。予防給付では、要介護状態を予防するために生活機能を維持・向上させることを目的としたサービスが受けられます。その他、総合事業として定められる介護予防・生活支援サービス事業や一般介護予防事業を利用できます（図8-6）。

　要介護と認定を受けた場合は、居宅介護支援事業所（ケアプラン作成事業者）にケアプランの作成を依頼します。このとき、施設のサービスを利用する場合は、その施設の介護支援専門員がケアプランを作成します。要介護と認定された場合は、介護給付を受けます。生活を営む上での必要な支援を居宅サービス、施設サービス、地域密着型サービスとして受けることができます。

　介護保険サービスの利用では、原則として使用したサービスの費用の1割を利用者が負担します。公費により負担される金額の上限は認定された介護区分ごとに異なります（図8-7）。限度額を超えてサービスを利用した場合は、全額を利用者が負担します。一方で、低所得者に対しては所得区分ごとに金額の異なる負担限度額の設定や（**負担限度額認定**）、世帯の1割負担費用の合計額が高額になった場合の軽減（**高額介護サービス費**）、世帯内で医療保険と介護保険に自己負担が発生した場合の軽減（**高額医療・高額介護合算制度**）などの支援が行われており、経済状況に左右されず必要な介護が受けられるよう整備されています。

介護保険サービス利用の流れ（8-6）

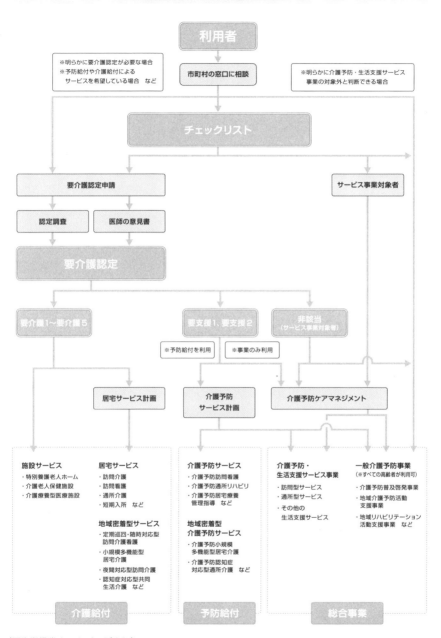

利用者

※明らかに要介護認定が必要な場合
※予防給付や介護給付による
　サービスを希望している場合　など

市町村の窓口に相談

※明らかに介護予防・生活支援サービス
　事業の対象外と判断できる場合

チェックリスト

要介護認定申請

サービス事業対象者

認定調査　　**医師の意見書**

要介護認定

要介護1〜要介護5　　**要支援1、要支援2**　　**非該当**（サービス事業対象者）

※予防給付を利用　　※事業のみ利用

居宅サービス計画　　**介護予防サービス計画**　　**介護予防ケアマネジメント**

施設サービス
・特別養護老人ホーム
・介護老人保健施設
・介護療養型医療施設

居宅サービス
・訪問介護
・訪問看護
・通所介護
・短期入所　など

地域密着型サービス
・定期巡回・随時対応型
　訪問介護看護
・小規模多機能型
　居宅介護
・夜間対応型訪問介護
・認知症対応型共同
　生活介護　など

介護予防サービス
・介護予防訪問看護
・介護予防通所リハビリ
・介護予防居宅療養
　管理指導　など

**地域密着型
介護予防サービス**
・介護予防小規模
　多機能型居宅介護
・介護予防認知症
　対応型通所介護　など

**介護予防・
生活支援サービス事業**
・訪問型サービス
・通所型サービス
・その他の
　生活支援サービス

一般介護予防事業
（※すべての高齢者が利用可）
・介護予防普及啓発事業
・地域介護予防活動
　支援事業
・地域リハビリテーション
　活動支援事業　など

介護給付　　**予防給付**　　**総合事業**

（厚生労働省ホームページより）

8
高齢者保健

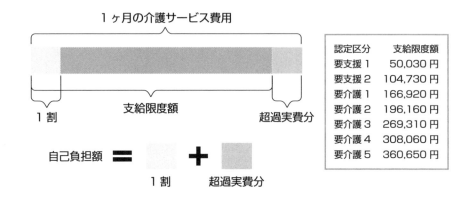

限度額と自己負担額の例（8-7）

認定区分	支給限度額
要支援1	50,030 円
要支援2	104,730 円
要介護1	166,920 円
要介護2	196,160 円
要介護3	269,310 円
要介護4	308,060 円
要介護5	360,650 円

介護保険サービスの種類

　介護保険のサービスには、大きく分けると自宅で受けるサービス、通いで受けるサービス、生活の場を移すサービスに分けられます。このうち、自宅や通いで受けるサービスは**居宅サービス**（要支援者には**介護予防サービス**）として提供され、生活の場を移すサービスは**施設サービス**として提供されます。施設サービスは要介護と認定された方のみが利用できます。また、生活の場を整えることを目的に、福祉用具の貸与や販売、住宅の改修も介護保険でまかなえる制度があります。

　自宅で受けるサービスは、専門職者が利用者の自宅を訪問し、ケアを提供します。ホームヘルプと呼ばれるように入浴や食事、洗濯や掃除等の生活の支援を行う**訪問介護**や、療養上必要な世話を行う**訪問看護**、医師の指示の下で行う**訪問リハビリテーション**等のサービスがあります。

　通いで受けるサービスには、施設に通い入浴や食事、レクリエーションを通して機能訓練を行う**通所介護（デイサービス）**やリハビリテーションを行う**通所リハビリテーション（デイケア）**があります。

　また、居宅サービスでは、家族等の介護者が病気になる等で一時的に介護が困難になった場合に短期的に施設入所が可能です。**短期入所（ショートステイ）**では、生活や療養で必要な介護を受けながら過ごすことが可能です。

　生活の場を移す施設サービスでは、要介護者の状態や状況に応じて、介護老人福祉施設、介護老人保健施設、介護療養型医療施設の3つの施設に入所することができます。

　介護老人福祉施設は、身体または精神上の障害（ねたきりや認知症など）により常時介護を必要とし、自宅で介護を受けることが困難な要介護者が入所の対象となります。新規入所は原則要介護度3以上に限定されています。受けられるケアは、生活介護を中心としたものですが、リハビリテーションや健康管理、療養上の世話などが提供されます。

　介護老人保健施設は、入院する必要性はないものの、自宅での生活に復帰するためにリハビリテーションや介護などが必要な方が入所する施設です。医学的な管理の面も併せ持ち、計画的なリハビリテーション、看護、生活介護を受けることができる施設です。

　介護療養型医療施設は、病状は安定しているものの慢性疾患等を持つ長期療養患者で常に医学的な管理を要する方が利用の対象となる施設です。病状は安定していても自宅での生活が困難な方などが利用しています。一般的な病院とは違い介護職員の配置が充実しており、医療的管理に加え生活介護も受けられるのが特徴です。

8
高齢者保健

　福祉用具の貸与や購入、住宅改修も自宅での生活を支援するためには欠かせません。手すりやスロープ、歩行器、杖などの貸与に加え、要介護2〜5では車椅子やベッド、体位変換器や離床センサーなどの利用が可能です。貸与にそぐわない入浴や排泄のための器具は購入することができ、年間10万円を限度に支給されます。また、手すりの取り付けや段差の解消、洋式便器への取替えなど住宅の設備を改修する際の費用も要介護度にかかわらず20万円を限度として支給されます。介護用品の充実や住宅改修は、要介護者の能力を引き出すと同時に、介護者の負担を軽減することも可能になるため、自宅での生活の継続には欠かせません。

● その他の介護保険サービス ●

　一般的な居宅サービス、施設サービスに加え、平成18年からは、**地域密着型サービス**が創設されました。地域密着型サービスは、独居高齢者や認知症を持つ高齢者が、市町村単位で提供されるサービスを利用することで住み慣れた地域で生活ができるように支援することを目的としたものです（図8-8）。

　サービスの特徴としては、認知症高齢者に特化したサービス（認知症対応型通所介護、認知症対応型共同生活介護：グループホームなど）、定員29名以下の**小規模入所施設**（小規模介護老人福祉施設、小規模・介護専用型の有料老人ホームなど）が設置されることです。

地域密着型サービスの体系（厚生労働省）(8-8)

新たなサービス体系の確立

在宅

生活圏域利用 ←→ 広域利用

認知症高齢者対応型
デイサービス

夜間対応型訪問介護

認知症高齢者
グループホーム
小規模・介護専用型の特定施設
小規模特別養護
老人ホーム

小規模多機能型居宅介護

訪問系サービス
訪問介護、訪問看護、訪問入浴、
訪問リハビリテーション、
居宅療養管理指導

通所系サービス
通所介護、通所リハビリテーション

短期滞在系サービス

居住系サービス
有料老人ホーム、ケアハウス

入所系サービス
特別養護老人ホーム、老人保険施設
介護療養型医療施設

施設

地域密着型のサービス　　　　　　一般的なサービス

市町村長　　　　　　　　　　　都道府県知事
（事業者指定・指導監督など）

　また、**小規模多機能型居宅介護**は、通所サービスを中心に据え、同じ施設を利用しながら状態に合わせて訪問サービスや短期入所サービスが利用できるものです。環境の変化により不安や混乱を招く認知症高齢者に対して、日頃からかかわりのある顔見知りのスタッフが継続性のあるケアを提供することで、住み慣れた地域で安心して生活することが可能になります。

　地域密着型サービスは、市町村が事業者の指定、監督を行います。したがって、原則としてその市町村に居住する要支援・要介護者がサービスの対象です。

● 介護保険の課題 ●

　介護保険は、高齢者がその状態にかかわらず、安心して地域で生活するために必要な制度です。したがって、制度が持続するためにも安定した運用が求められます。

　平成27年時点で介護保険に関わる総費用は9.8兆円になり、制度が開始された平成12年の3.6兆円から2.7倍に増えています。高齢化が進む中で介護保険に要する費用も増え続けており、財政的な負担は無視できないものです。

　介護事業所の健全な経営にも課題があります。平成29年度に厚生労働省が行った介護事業経営実態調査では、22業種中14業種で前年よりも経営収支が悪化していました。事業所の収入に対する従業員に支払う給与費の割合は60〜80%を占めており、人件費の上昇は確かに経営に負担をかける要因といえます。しかし、教育を受けた専門職者の持つ能力や専門的なケアには相応の対価が必要ですし、事業所が発展するためには優秀な専門職者を集める必要があるため、人件費は積極的に削減できるものではありません。介護の現場では、身体・精神的負担が大きいにもかかわらず、他の業種に比べて賃金が低いことや勤続年数が短い傾向が指摘されており、介護分野における安定した人材の確保も重要な課題になっています。

　一方で、利用者負担の増加により公的負担の軽減を図る動きもあります。現在、本人の合計所得金額が160万円以上の利用者では原則自己負担額が2割になります。また、平成30年4月からは特に所得の高い利用者では3割負担が課されます。同時に高額介護サービス費の基準も引き上げられました。

　国は、効率的・効果的かつ質の高い介護の提供を目指し、サービス事業者に支払われる**介護報酬**を定めています。サービス事業者は利用者にサービスを提供した場合に利用者から費用の1割を、**介護給付費**として市町村から残りの9割を支払われます。平成30年度は、+0.54%の増額で介護報酬が改定となり、特に、地域包括ケアシステムの推進、自立支援・重症化防止、人材確保と生産性向上、制度の安定性・持続可能性の確保を目指し、これらに関連する事業所の取り組みに介護報酬の加算を行うことを決定しました。しかし、加算の獲得が中心となる報酬体系では、経営規模の小さい事業所が不利益を被るおそれもあります。

　介護保険はいくつかの改正を踏まえ、多くの事業が重なり合う重層的で複雑な制度へと移行しつつあります。高齢社会で問題となる様々な状況へ対応を試みた結果とも捉えられますが、その一方で制度を理解することの難しさや細分化したサービスにもかかわらず、利用者のニーズが多様であるために起こるミスマッチなどで高齢者とその家族にとって利用しづらい制度になっていないのか、といった内省も必要です。介護保険という複雑な制度を正確に、かつわかりやすく伝え、利用者のニーズにあったサービスを適切に提案できる専門職者のコーディネート機能が重要になります。限られた財源でサービス提供の質、量を維持・向上させながら、この先も高齢者とその家族、ひいては地域住民の生活を支えるためには、どのように介護保険制度を運用すべきでしょうか。介護保険制度が開始された背景にあった課題は、今もなお日本社会の大きな課題であり続けています。

8.4 地域包括ケアシステム

地域包括ケアシステムは、高齢者とその家族が住み慣れた地域で自立した生活を送れるよう、高齢者の住まいを中心に生活圏内で必要な資源・支援にアクセスできるようなシステムの構築を目指しています。介護保険の課題を克服する一つの試みとして、地域の健康課題を解決する手段の一つとして地域やそこに居住する人々の持つ資源に注目が集まっています。

● 地域包括ケアシステムとは ●

地域包括ケアシステムとは、高齢者の尊厳の保持と自立生活の支援を目的として整備される地域の包括的な支援・サービス提供体制のことです（図8-9）。おおむね30分以内で必要なサービスが提供される日常生活圏域を想定しており、具体的には中学校区を基本としています。日本で生活する高齢者が可能な限り住みなれた地域で自分らしい暮らしを人生の最後まで続けられることがこの体制の理想とすることです。

現在、少子高齢化の進行や介護保険利用者の増加などを背景に、高齢者の生活をどのように支えるのかといった課題に直面しています。一つの対策として、地域の持つ力を活用して、従来の専門職によるサービスの提供だけでなく住民同士の協力の下で介護予防への対応、すなわち健康づくりに取り組むためのシステムを形成することが注目されました。

地域包括ケアシステムの中では**地域包括ケア**として、高齢者個人とその家族の選択する生き方を中心に、住まい、医療、介護、保健・予防、生活支援が包括的・一体的に提供されます。地域包括ケアの構成要素が相互に関係しながら一体的に提供される姿を図示したものとして、植木鉢の例がよく使用されています（図8-11）。

厚生労働省の資料によるとこの図の解釈として、皿が地域生活を継続する基礎となる「本人の選択と本人・家族の持つ心構え」に見立てられており、生活の基盤となる「住まい」を植木鉢に見立てています。植木鉢には「介護予防・生活支援」に見立てた土が満たされており、専門的なサービスとして「医療・看護」、「介護・リハビリテーション」、「保健・福祉」の葉が描かれています。

地域ケアシステム (8-9)

病気になったら…

医療

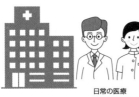

・急性期病院
・亜急性期・回復期
　リハビリ病院

日常の医療
・かかりつけ医
・地域の連携病院

通所・入院

介護が必要になったら…

介護

◆在宅系サービス
・訪問介護、訪問看護、通所介護
・小規模多機能型居宅介護
・短期入所生活介護
・24時間対応の訪問サービス
・複合型サービス
　(小規模多機能型居宅介護＋訪問看護)など

◆介護予防サービス

◆施設・居住系サービス
・介護老人福祉施設
・介護老人保健施設
・認知症共同生活介護
・特定施設入所者生活介護
　　　　　　　　　など

通所・入所

住まい

相談業務やサービスの
コーディネートを行います

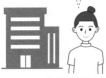

・地域包括支援センター
・ケアマネージャー

・自宅
・サービス付き
　高齢者向け住宅など

認知症の人

いつまでも元気で暮らすために

生活支援・介護予防

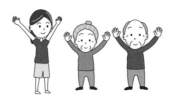

老人クラブ・自治会・ボランティア・NPO など

地域包括システムは、おおむね30分以内に必要なサービスが提供される
日常生活圏域(具体的には中学校区)を単位として想定

(厚生労働省ホームページより)

地域包括ケアシステム構築のプロセス（8-10）

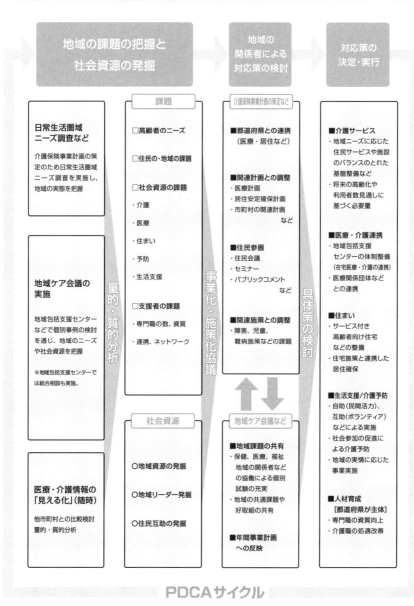

（厚生労働省ホームページより）

　「介護予防・生活支援」は地域によって非常に多様であることが考えられます。地域に住む人々がしっかりと養分を含んだ土を形成することが、尊厳のある自分らしい暮らしの実現に欠かせないものとされています。

地域包括ケアシステムのモデル（8-11）

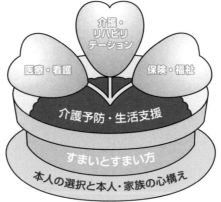

（厚生労働省ホームページより）

　しかし、どこでもすぐに地域包括ケアシステムが実現するわけではありません。たとえ他の地域で成功した活動があったからといっても、それがそのまま自分のいる地域でも成功するものだとは限りません。地域の健康課題に関する実情はそれぞれで、地域の持つ課題に合ったケアシステムの姿もそれぞれだと考えられるからです。それでは、地域包括ケアシステムを形成するためには何から取り組むべきなのでしょうか。

　厚生労働省は、地域包括ケアシステムの構築のために図8-10のようなプロセスをモデルに掲げました。地域包括ケアシステムの足がかりになるものは、地域の課題の把握と社会資源の発掘です。この地域がどのような状態か、長所や短所は何か、といった**地域アセスメント**が出発点になります。このアセスメントの内容を共有し、どのように課題の解決に向かうのかを行政だけでなく住民も巻き込みながら考え、具体的な対応策として実行に移すプロセスが必要です。

　しかし、対応策が動き出すことは、地域包括ケアシステムが構築されたことを意味するものではありません。対応策が実際に課題の解決に結びついているのかの評価が必要です。それは、地域の課題を再アセスメントすることにつながります。

このように、アセスメントから具体策の立案、実施、評価の一連のサイクルにより、効率的・効果的な地域包括ケアシステム体制の構築につながることが期待されています。

● 地域ケア会議 ●

地域包括ケアシステム体制構築の実現に向けて、**地域ケア会議**は欠かせません。地域ケア会議では、個別事例の支援内容の検討を通して、地域の介護支援専門員が行うケアマネジメントへの支援を行います。その際に、高齢者個人に対する支援の充実、課題解決を関係する多職種間で協議します。これらの個別事例の問題解決を目指した経験の積み重ねが、地域の課題の把握、ひいては地域の特徴に対応した地域づくりや社会整備を推進することにつながります。

地域ケア会議は主に地域包括支援センターが主催します。参加者も地域包括支援センターのスタッフに加え、自治体職員、介護支援専門員、介護事業者、医師、歯科医師、看護師、栄養士、作業療法士、理学療法士、言語聴覚士などで構成され、その他、必要に応じてさらなる専門職者が加わります。

地域ケア会議で話し合われる高齢者個人のケアに直接かかわりのない専門職種も会議に加わることで、より多面的な視点からの問題解決が可能となります。地域ケア会議で生まれる多職種間の連携にて、より質の高い高齢者への支援を提供することが可能になります。

地域づくりについても同様の強みがあります。多くの専門職種の視点が加わることで、潜在的な地域住民のニーズや地域特有の課題を認識・共有することができます。引き続く地域づくりや資源の開発、政策としての新たな介護サービスや生活支援、介護予防の実施など、より具体的かつ地域や住民に合った事業が実施されることが期待されます。地域包括ケアシステムを形作るための手法の一つとして、地域ケア会議の重要性がますます強調されています。

8

高齢者保健

● 地域包括ケアシステムの課題 ●

　限られた財源の中で、増え続ける高齢者を支えるためにどのような対策が必要なのか、未だ解決を見ていないのが現状です。地域包括ケアシステムの推進に見られるように、公的支援だけに頼らずに、地域や家族の力を活用した互助・自助の強化も国が狙っているビジョンです。

　地域の持つ力を活用し、住人が助け合って生活するという姿は理想的で大変すばらしいものです。一方で、日本にはいろいろな特徴を持つ地域が混在しており、高齢化の現状や地域の持つ資源も様々です。地域の特徴の理解もなく行政の対応策の発展もないままに互助・自助の活用を前面に押し出すことは行政の怠慢とも捉えられかねません。実際に、高齢者に対する虐待は介護による過度な負担を抱えた身内によるものが多かったことを忘れてはいけません。自助の行き過ぎた強調は、介護に苦しむ人々の逃げ道を塞ぐことにもなりかねません。限られた資源をどのように配分し、活用していくのか。日本の高齢化への対策と介護保険や地域包括ケアシステムの発展は、日本で生活する一人ひとりが考えなくてはならない、喫緊の課題といえます。

Column　2025年問題

　日本は他国に類を見ないスピードで高齢化が進行しています。2025年頃までに団塊の世代がすべて後期高齢者（75歳以上）を迎え、総人口の18%に達すると見込まれています。

　2025年問題とは、2025年を目処に介護や医療費などの社会保障費の急増、医療や介護にかかる人的・物的な資源の不足が懸念される問題です。この問題への取り組みとして、地域包括ケアシステム構築が厚生労働省により推進されています。2025年問題は、日本国民すべてが真剣に考えなくてはならない問題です。そして、公衆衛生に関わる者にとっては、積極的な貢献が求められる使命ともいうべき問題です（次ページ参照）。

人口ピラミッドの変化（1990 ～ 2065年）

・団塊の世代が全て75歳となる2025年には、75歳以上が全人口の18%となる。
・2065年には、人口は8,808万人にまで減少するが、一方で、65歳以上は全人口の約38%となる。

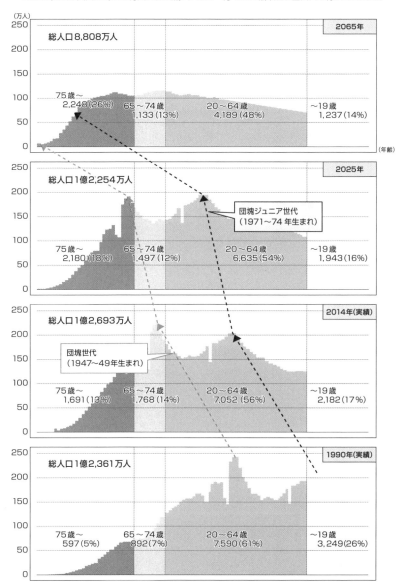

（参考）総務省「国勢調査」および「人口推計」、国立社会保障・人口問題研究所「日本の将来
推計人口（平成29年推計）：出生中位・死亡中位推計

● Discussion ●

1. 加齢を伴っても成長の余地がある精神的・社会的な能力にはどのようなものがあるか。

2. 介護保険サービスの利用について、認知症のある高齢者の「本人の意向」はどのように確認するとよいか。また、その際に必要な支援があるとしたらどのようなものだろうか。

3. 介護者である家族の負担軽減のために高齢者へデイサービスの利用を勧めることに賛成か、反対か。

4. 「介護保険制度運用の目標が医療・介護費の抑制に傾きすぎており、本来の目標である高齢者の生活の質の向上がないがしろにされている」という意見に賛成か、反対か。

5. 「引きこもりがちの独居高齢者が多い」という地域の課題に対して、「公民館を新設し集いの場となるようPRする」という施策の実行に賛成か、反対か。

6. 郊外地（農村部など）と比較して、都市部において住民間のネットワークや共助・互助が生まれにくいとする問題にはどのような背景があると考えられるか。その場合、住民間のネットワーク構築のためにどのような対策が必要と考えられるか。

7. 地域包括ケアシステムは高齢者の地域生活の充実のために、効率的・効果的な保健・医療・福祉の提供を目指している。地域包括ケアシステムが充実したとき、高齢者以外の住民の地域生活にはどのような影響があるだろうか。

参考文献

・厚生労働省ホームページ
・健康日本21ホームページ
・国民衛生の動向　2017/2018
・公衆衛生がみえる 2017-2018（メディックメディア）
・系統看護学講座　老年看護学（医学書院）
・系統看護学講座　公衆衛生　（医学書院）
・World Health Organization. What is Healthy Aging?
　http://www.who.int/ageing/healthy-ageing/en/（平成30年7月25日　アクセス）
・厚生労働省. 平成28年度「高齢者虐待の防止、高齢者の養護者に対する支援等に関する法律」に基づく対応状況等に関する調査結果.
　http://www.mhlw.go.jp/stf/houdou/0000196989.html　（平成30年7月25日 アクセス）

Chapter

9

産業保健

労働力調査によると2018年3月現在の日本の就業者数は6620万人、うち産業保健の対象となる被雇用者は5872万人です。つまり、日本国民の46%とその被扶養者が産業保健のターゲットとなります。産業保健は公衆衛生において最も多くの人を対象とし、人生で最も長い期間の健康を扱う分野です。

9-1 産業保健

産業保健は、労働災害や労働に起因する疾病の発生を防ぎ、労働者の安全と健康を守り、育む手段です。近年は、他セクターと連携しながら、活力ある職場を作り、労働者の働きがいや生産性を高めるなど、その役割は拡充しています。本章には就労可能なすべての人が、自分を守るために知っておくべきことをまとめました。

● 産業保健とは ●

第二次世界大戦以降、産業分野の健康課題も、感染症から生活習慣病やがんなどの慢性疾患に変わります。そんな中、1950年、そして1995年には、国際労働機関と世界保健機関が合同で、**産業保健**の目的、考え方、方向性を採択しています。産業保健の対象は、すべての職業における労働者であり、作業環境です。産業保健の目的は、労働者の身体的・精神的・そして社会的健康と作業能力を維持・増進し、労働者に安全と健康をもたらすように作業環境と作業を改善し、作業時の健康と安全を支援し、作業環境に良い雰囲気作りと円滑な作業行動を促すことで、事業全体の生産性を高めることが目的です。この目的には個々の企業が採択した価値体系が反映されており、企業の経営システムや人事、品質管理などの他のセクターにも影響するだろうとしており、産業保健が企業にとって企業経営の根幹を支える鍵であることが示されています。

産業保健が扱う健康課題は実に幅広く、作業中に曝露する有害物質（有機溶剤、ガス、劇物など）が要因となる疾患（中皮腫など）から、労働世代に多発する生活習慣病、うつなどのメンタルヘルス疾患などがあります。労働世代は、子どもを持ち、育む年齢でもあることから妊娠している労働者への安全配慮も産業保健では重要です。

これらの健康課題のリスク要因は様々で、化学的（有機溶剤や劇物、有毒ガスなど）、物理系（振動、騒音、湿度や気温など）、生物的（細菌、ウイルスなど）、心理社会的（業務量、交代制勤務、職場内の人間関係など）などがあります。産業保健は、これらの健康リスクと健康課題を法律に基づいて管理、対策を実施するものです。労働安全衛生では、労働者を雇う事業者には**安全配慮義務**が課せられます。同時に、労働者にも、仕事に支障をきたす健康事情の申告や、健康管理措置への協力といった**自己保健義務**が課されているのもポイントです。

● 労働者を守る基準を定める：労働基準法と関連法 ●

第二次世界大戦後に制定された日本国憲法には、国民の勤労の権利と義務が明記され、賃金、就業時間、休息などの勤労に関する基準は法律で定めると規定されました。これを受け制定されたのが、労働基準法（1947年）です。さらに、高度経済成長の最中に労働者の安全衛生をより具体的に確保する必要が高まり、労働基準法から分離・独立するかたちで**労働安全衛生法**（1972年）が制定されました。その他に、**労働者災害保険法**（1947年）、**作業環境測定法**（1975年）、**じん肺法**（1960年）が制定され、労働基準法、労働安全衛生法とともに、産業保健活動の根拠となっています。

労働基準法は、労働時間、賃金、休憩などの労働条件に関する最低限の基準を定めることで、労働者を守るための法律です。15歳未満の就業禁止、18歳未満の時間外労働、休日労働、午後10時から午前5時までの深夜業、坑内労働の禁止といった年少者の就業規制、母性保護などが規定されています。

法律には、業務による負傷や疾病・障害については療養、休業、障害補償が認められ、療養費や補償金を使用者（雇用主）が負担することなどが明記されています。女性労働者には、危険業務の就業制限、時間外労働の制限、育児時間の確保、生理日の就業制限なども規定されています。義務教育終了後から働く労働者のためにも、ぜひ義務教育の中で生徒に教えてほしい法律の一つです。

● 職場のリスクを減らし労災を防ぐ：労働安全衛生法 ●

労働安全衛生法の目的は、作業環境のリスクを規制・減少させることで、労働者の健康と安全を管理し、労働災害を防ぐことです。労働衛生の3管理として、作業環境管理、作業管理、健康管理が規定されています。**作業環境管理**は、作業環境中の有害な物質や環境要因（騒音や室温など）の状態が基準内にあるか、作業環境測定士による作業環境測定により確認されます。**作業管理**では、有害要因の曝露や作業負荷を軽減する方法を定め、その適切な実施を管理します。**健康管理**は、労働者個人の健康状態を確認し、健康異常を早期に発見し、回復に向けて医療や労務管理措置を行うことです。その健康管理の主な方法が、**一般健康診断**と、**特殊健康診断**です（後述）。

これらの3管理を効果的に進めるために、労働者に対する労働衛生教育と職場巡視などの**総括管理**が加わり、**5管理**とされることもあります。

9

産業保健

● 産業医って何？ ●

　この３管理（ないし５管理）を行うために、一定の規模の事業所では、**産業医**と**統括安全衛生管理者**を選任する必要があります。産業医、統括安全衛生管理者（その指揮下に安全管理者と衛生管理者）に加えて事業者が、労働安全衛生の管理体制の中心人物です。中でも、産業医は労働安全衛生において健康管理を効果的に行うために不可欠な医学の専門家として、労働者の健康管理にあたります。従業員数50人以上の事業所は、必ず産業医を選任することになっています。産業医は、医師であり、厚生労働大臣指定の者の行う研修を修了しているなど、労働安全衛生の知識の習得において、一定の要件を満たしている必要があります。産業医は、通常の医師と異なり、診断や処方は行いません。

　産業医の主な職務は、次の７つが挙げられています。①健康診断や面接指導の実施とその結果に基づく措置、②作業環境の維持と管理、③作業管理、④ ①〜③以外の労働者の健康管理に関すること、⑤健康教育や健康相談を通じた労働者の健康の保持増進措置、⑥衛生教育、⑦労働者の健康障害の原因調査及び再発防止措置です。

　産業医は基本的に月１回以上職場を巡視して、作業方法や衛生状態が健康障害のきっかけにならないかを確認します。必要に応じて措置をとるのも、産業医の義務に定められています。産業医は、事業者および総括安全衛生管理者に対し、必要に応じて労働衛生に必要な勧告を行います。さらに産業医は、衛生委員会（もしくは安全衛生委員会）にも出席することができる（事業者は不可）など、労働衛生における労使の橋渡し役も担います。産業医は、産業保健のトータルコーディネーターともいえます。

労働安全衛生マネジメント（OSHMS）

労働安全衛生マネジメント（**OSHMS**：Occupational Safety and Health Management System）は、PDCAサイクルを労働安全衛生に特化させたものです。事業者が労働者の協力のもとに、計画 - 実施 - 評価 - 改善の一連の作業内容を定めます。これにより、継続的な安全衛生管理を自主的に進めることで、労働災害の防止と労働者の健康増進、さらに進んで快適な職場環境を形成し、事業場の安全衛生の水準を高めます。

OSHMSの基本は、体制の整備、労働者の意見の反映、担当者や手順を明文化し記録することです。OSHMSでは、事業者が安全衛生方針を表明し、調査により職場環境の危険性や有害性を同定し、必要な措置を決定します。まず、調査で作業場での危険性または有害性を把握し、必要な措置を定め安全衛生目標を設定します。そののち、措置の実施事項とそれに基づく安全衛生計画を作成します（Plan）。安全衛生計画を実施し（Do）、日常的な点検や改善、労働災害発生原因の調査、システム監査を実施して（Check）、システムの見直しを図りつつ、安全衛生目標を適切かつ継続的に実行します（Act）。

OSHMS運用中の事業所は、取り組みをしていない事業所に比べ、労働災害の発生率が3割以上低かったという研究成果が厚生労働省から発表されています。OSHMSについて、日本では厚生労働省により「労働安全衛生マネジメントシステムに関する指針」（平成11年労働省告示第53号）が示されています。

小規模の事業所の保健管理はどうするの？

労働安全衛生法に基づく管理は、事業場の規模や業種などの要件が揃った場合に適用されます。例えば、労働者数50人未満の小規模の事業所には、産業医や衛生管理者を選任する義務はありません。このような小規模事業所の一部の産業保健活動は、産業保健総合支援センター地域窓口（**地域産業保健センター**）が「無料」で支援してくれます。

平成20年度から、小規模の事業所でも、医師による長時間労働者への面接指導が義務化されました。地域産業保健センターでは、長時間労働者への医師の面接指導の実施について相談できます。そのほか、健康相談、事業場への個別訪問、産業保健に関する専門機関や各種相談窓口のリストを作成し事業所への情報提供も行っています。一部の事業は夜間や休日も利用できます。地域産業保健センターは、事業所規模による労働者の健康格差の是正という、大切な役割を担っています。

9
産業保健

● 働く女性の母性管理 ●

　1990年代から共働き世帯が増え、2017年時点で日本の労働者の4割強は女性となりました。女性の社会進出が進む中で、雇用における男女の扱いを平等にするために、1999年に労働基準法が改定され、女性労働者の時間外、休日労働、深夜業の規制が廃止されました。

　しかし、いうまでもなく女性は生物学的に男性とは異なります。特に、**母性**（ここでは女性に備わっている、子を産み育む生物的な性質）を守りながら、女性労働者が職場で能力を発揮するために、産業保健にはどのような制度があるのでしょうか。

　月経から産後、育児と一連の過程で、母性は女性の心身に著しい変化をもたらします。職場は、女性労働者の母性を労働によって妨げない職場環境を作り、能力を発揮して仕事を続けられるように**母性保護措置**と**母性健康管理**を行わなくてはなりません。また、男女雇用機会均等法では、女性労働者が産前・産後休暇の取得などの権利を行使するのを理由とした解雇やその他の不利益な取り扱いを禁止しています。

　図9-1に挙げられているのは、労働基準法、男女雇用機会均等法、介護・育児休業法で定められている女性の母性を保護する一連の措置です。妊娠前から子が就学するまで、女性労働者には自分の母性を保護する手段が存在します。これらの制度を利用するにあたって、産後6週間前の休暇以外は、労働者から使用者や事業者への申告が必要です。職場は、社会規則・制度を整備し執行するだけではなく、当人を含む労働者全体に制度を周知し、健康管理部門との連携を進め、不当な扱いの防止も含め、女性労働者が安心して権利を行使できる環境を整備しなくてはなりません。

女性の母性を保護する措置（9-1）

月経時	生理日の就業が著しく困難な場合の就業制限 （本人から休暇の制限があった場合）
妊娠初期〜出産後1年	妊産婦のための保健指導や健康診査を受けるための時間の確保 （回数は、妊娠週数によって異なります）（妊産婦からの申し出が必要）
妊娠中	妊婦が医師から指導を受けた場合の通勤緩和（時差通勤、勤務時間の短縮、交通手段・通勤経路の変更など）、休憩措置、その他対応に関する措置
妊娠中	軽易な業務への転換
出産前	産前6週間、多胎妊娠の場合は14週間の就業制限（産前休暇）
出産前・出産後	産前・出産後休暇の期間およびその後30日間の解雇の禁止
妊娠中〜出産後1年	医師から指導を受けた場合の作業の制限、通勤時間の短縮、休業、作業環境の変更
妊娠中〜出産後1年	妊娠、出産、保育などに有害な業務への制限
	1日および1週間の法定労働時間を超えた就業の制限
	時間外労働、休日労働、深夜業（22時から5時）の制限
出産後	出産後8週間の就業制限（出産後休暇）、（6週間を経過後は労働者本人が請求し、医師が認めた場合には使用者は労働者を就業させることができる）
育児中	子（養子も含む）が満1歳に達するまで、1日2回少なくとも各30分の育児時間の請求
	子が1歳に達するまでの育児休業（一定の条件を満たせば有期契約の労働者、子が2歳に達するまでの休業も可能）
	子が3歳に達するまで、1日の所定労働時間を原則6時間とする「短時間勤務制度」の設置
	子が3歳に達するまでの所定外労働の制限
	子が就学前であれば、子が1人なら年に5日（2人以上の場合は10日）まで、子の看護、予防接種、健康診断のための休暇を取得
	就学前の子を養育する一定の労働者は、1ヶ月24時間、1年150時間を超える時間外労働、深夜労働の禁止
	就学前の子の育児目的休暇制度（配偶者出産休暇や行事参加のための休暇）（努力義務）

9
産業保健

● 健康診断 ●

　労働安全衛生3管理の中の一つである**健康管理**。事業者は、労働安全衛生法に基づき、労働者の疾病の兆候を早期に発見し、発症や罹患を予防するために、医師による**健康診断**を実施しなくてはなりません。要件を満たした労働者には、健康診断を受ける義務があります。

1）一般健康診断

　従業員数50人以上の事業所において、すべての労働者に対して実施される健康診断です。一般健康診断には①雇い入れ時の健康診断（雇い入れ時か、雇い入れ時から3ヶ月以内の定期健康診断）、②定期健康診断（1年以内ごとに1回）、③特定業務従事者の健康診断（配置転換時と6ヶ月以内ごとに1回）（図9-2）、④海外派遣労働者の健康診断（6ヶ月以上の派遣）、⑤給食従業員の検便（雇い入れ時と配置転換時）の5種類が定められています。①〜④の健診では、図9-3の11項目が検査されます。

2）特殊健康診断

　特殊健康診断は、健康を損なうおそれのある特定の有害業務に従事する労働者のための健康診断です。特殊健康診断には、じん肺法に基づく**じん肺健診**と労働安全衛生法に基づく**特殊健康診断**があります。じん肺健診の対象となるのは、常時粉じん作業に従事する労働者、従事したことがあり一定の基準に該当する労働者です。特殊健康診断の対象となるのは、鉛取扱作業者、四アルキル鉛取扱作業者、有機溶剤取扱作業者、特定化学物質取扱作業者、高圧室内作業・潜水作業者、放射線・放射性物質取扱作業者、石綿取扱作業者です。職歴や自覚症状などの調査、作業内容や作業環境によると想定される健康被害の調査項目が検査されます。

3）健康診断の事後措置

　健康診断の結果は、各受診者に返却されます。同時に、事業者は、健康診断の結果をもとに、医師の意見を参考にしながら異常所見のあった労働者の健康を保持するための必要な措置をとらなくてはなりません。健康診断の結果は、健康診断個人票として、それぞれの健康診断の種類に応じて定められた期間（5〜40年）保管されます。

特定業務の一覧（9-2）

1　多量の高熱物体を扱う業務・著しく暑熱な場所における業務

2　多量の低温物体を扱う業務・著しく寒冷な場所における業務

3　ラジウム放射線、エックス線、そのほかの有害放射線に曝露する業務

4　土石、獣毛などの塵埃または粉末が著しく飛散する場所での業務

5　異常気圧下での業務

6　体に著しい振動を与える業務

7　重量物を取り扱うなどの重激な業務

8　強烈な騒音を発する場所での業務

9　坑内での業務

10　深夜業を含む業務

11　水銀、砒素、黄りんなどの有害物質やそれに準じる有害物のガス、蒸気の発散する場所における業務

12　病原体汚染の恐れが著しい業務

13　その他、厚生労働大臣が定める業務

健康診断の11項目（9-3）

1　既往歴、業務歴の調査

2　自覚症状、他覚症状の有無の検査

3　身長＊、体重、腹囲＊、視力、聴力の検査

4　胸部エックス線検査＊（定期健康診断では喀痰検査＊）

5　血圧の測定

6　貧血検査（血色素量および赤血球量）＊

7　肝機能検査（GOT、GPT、γ-GTP）＊

8　血中脂質検査（LDLコレステロール、HDLコレステロール、血中トリグリセライド）＊

9　血糖検査＊

10　尿検査（尿中の糖およびたんぱくの有無）

11　心電図検査＊

＊定期健康診断で、それぞれの項目に設けられた基準に基づき、医師が必要ではないと判断した場合に省略できるもの

　一般健康診断の結果については、常時50人以上の労働者を使用する事業者が、特殊健康診断の結果は、健康診断を行ったすべての事業者が、所轄の労働基準監督署に報告することになっています。健康診断の結果で、診断区分のうち要観察ないし要治療と判断された場合には、医師や保健師により保健指導が行われます。さらに、就業制限ないし要休業と判断された場合には、事業者は該当する労働者に対し、休職の他、作業や配置転換、労働時間短縮などの措置を取らなくてはなりません。

4) 非正規雇用労働者の健康管理

　有期雇用、パートタイム、派遣などのいわゆる**非正規雇用労働者**も、以下の要件を満たせば一般健康診断の対象となります。

＜契約期間が1年以上※、もしくは定めなし（無期）の非正規雇用労働者＞
- 週あたりの労働時間が正社員の4分の3以上→雇用者に実施義務
- 週あたりの労働時間が正社員の2分の1以上〜4分の3未満→雇用者の努力義務（「短時間労働者の雇用管理の改善などに関する法律の施行について」が根拠となる）
- 週当たりの労働時間が正社員の2分の1未満→実施根拠規定なし

※契約更新により1年以上が見込まれる場合も含む

＜契約期間が6ヶ月以上1年未満の非正規雇用労働者＞
- 労働時間にかかわらず、雇い入れ時健診と一般健康診断には、実施根拠規定はない。
- 週あたりの労働時間が正社員の4分の3以上→特定業務への配置転換時の健康診断と、特定業務従事者の定期健康診断は、雇用者に実施義務
- 週あたりの労働時間が正社員の2分の1以上4分の3未満→特定業務への配置転換時の健康診断と、特定業務従事者の定期健康診断は、雇用者の努力義務

　特殊健康診断については、雇用形態や労働時間にかかわらず、有害業務に常時従事する労働者には、事業者は必ず健康診断を実施しなくてはなりません。
　非正規雇用労働者は、正社員を想定した労働安全衛生の枠組みからはずれがちな上、雇用が不安定で、休職制度が適用されないこともあるので、健康を害した際に仕事も失ってしまう恐れがあります。非正規雇用労働者は、いまや日本で雇用されている人の3割強を占めます。彼らの労働安全衛生と健康づくりを産業保健でどのようにカバーするかは、引き続き重要な課題です。

● トータル・ヘルスプロモーション・プラン ●

トータル・ヘルスプロモーション・プランは、中高年の労働者を対象に推進されていた**シルバー・ヘルス・プラン事業**を発展させたものです。具体的には「安全衛生委員会（または衛生委員会）」の審議を経て健康保持増進企画を作成します。産業医を中心にチームが組まれ、健康状態の測定結果に応じて、メンタルヘルスケアや栄養、運動の指導などを行い、個人の健康変容を目指すものです。**トータル・ヘルスプロモーション・プラン**は、実施しなかったことに対し事業者に罰則規定がない「努力義務」ではありますが、労働者の心身の健康を維持増進することを目的とした、一次予防の取り組みです。

● 業務上の疾病 ●

特殊健康診断の対象となるような、業務で取り扱う有害物質や、業務環境要因による疾患（いわゆる**職業病**）の発生を防止するために、法律で基準や限度量が設定されており、職場はそれを遵守しなくてはなりません。

1）職業がんとじん肺

ある作業に従事することで罹患する職業特有のがんを職業がんと呼びます。作業環境下で発がん物質に曝露することで罹患します。これらの発がん物質は「**労働基準法施行規則**」に定められています。職業がんは、発がん物質に曝露してからがんに罹患するまでの期間が長いため、この発がん物質を取り扱う作業に一定期間従事した労働者には、離職時以降「健康管理手帳」が交付され、指定健康診断機関での健康診断を無料で定期的に受けることができます。この費用は国が負担します。

職業がんとしてよく知られているのが、**中皮腫**です。中皮腫は、腹部の臓器を覆う薄い膜の中の細胞「中皮細胞」に生じるがんで、**アスベスト（石綿）**を吸ったことで生じます。アスベストは建材として長い間大量に使われてきました。労働者だけではなくその家族や近隣住民にも中皮腫が発生しています。

アスベストを吸ってから中皮腫に罹患するまでには、平均40年、長い人では50年程度と時間がかかる場合もあります。石綿作業従事者（かつての従事者も含む）で石綿関連疾患に罹患し、一定の要件を満たせば労働災害として認定されます。工場周辺の住民や、労災認定とならなかった労働者と遺族、労働災害の遺族補償給付権を失効した遺族、救済制度導入前に死亡した被害者の遺族には、医療費や葬祭料特別遺族弔慰金など

が支給される救済措置が実施されています（石綿健康被害救済法）。

　じん肺は、粉じんを吸い込むことで肺に繊維増殖性変化が生じる疾患です。じん肺は、治療が困難です。予防が重要となるため、**じん肺法**が制定されました。粉じん障害防止対策や粉じん作業労働者への肺健康診断の策定と実施、じん肺健康診断の結果をもとにした健康管理区分が設定されています。じん肺健康診断における有所見率は近年では減少傾向にあります。

2）作業環境での物理的要因による障害

　作業環境が原因で障害に至る物理的要因に酸素欠乏、気圧（高・低）、気温（高温・寒冷）、騒音、振動があります。作業環境のモニタリングで、これらの要因を、健康被害の閾値以下にコントロールすると同時に、症状への速やかな対処、労働者自身への教育が必要です。

　酸素欠乏下（空間の酸素濃度が16％未満）では、頭痛や吐き気が起こり、さらに酸素濃度が下がると意識不明や死亡に至ることもあります。地下建設工事や貯蔵庫、発酵場所や貯蔵施設などでは、酸素濃度のモニタリング、労働者の酸素濃度測定、保護具の装着、酸素欠乏に関する教育などで、酸素欠乏を回避する手立てを講じるよう**酸素欠乏等防止規則**で決められています。**潜水作業**など、通常の気圧ではない場所での作業、**高温曝露**（熱射病や熱中症などの原因）、**寒冷曝露**（凍傷、凍死などの原因）なども急性の症状を引き起こし、死に至ることがあります。

　大きな音による1日あたりの短時間の聴力低下が十分回復しないうちに**騒音**に曝露され続けると、やがて聴力が回復しなくなります。あまりに強い音に晒されると、ごく短時間でも、聴覚器が傷ついて聴力が不可逆的に低下します。聴力の低下は治療が難しく、予防が重要で、作業管理、作業時間の管理、保護具での保護を行います。ほか、6ヶ月に1度健康診断を行い、労働者の聴力の状態をモニタリングします。

　振動障害には、**局所振動障害**と**全身振動障害**があります。前者は中・高周波での振動、後者はフォークリフトの運転などに伴う全身の振動が引き金となります。特に局所振動障害には、末梢循環障害、神経障害、運動機能障害の各検査を含む健康診断による早期発見と、配置転換で対応します。

3) 放射線による障害

　放射線障害とは、X線、ガンマ線、中性子線など電離放射線などの放射線被曝による障害であり、業務上の放射線被曝を**職業被曝**といいます。放射線被曝による影響には、一度に大量の線量に曝露されたのち比較的早く発生する早期影響と、ときには数十年もの期間を経て症状が現れる晩発影響があります。早期影響では、被曝後数時間で消化器や神経に前駆症状が現れ、その後被曝線量によって造血器障害や消化器障害、中枢神経障害が起こり、死に至ることもあります。晩発影響は、白血病などの悪性腫瘍や甲状腺機能低下症、白内障が懸念されるほか、胎児の発育不全や奇形発生が増える恐れもあります。

　放射線業務に従事する労働者には、雇い入れ時、配置転換時、そして6ヶ月ごとに被曝歴の調査と評価を行います。内容は白血球および白血球百分率の検査、赤血球、血色素量またはヘマトクリット値の検査、白内障検査、皮膚検査です。

　職業上の放射線被曝の対処には、放射線からの距離を保つ「距離」、放射線源と作業者との間に遮蔽物を設置して被曝量を減らす「遮断」、放射線に曝露する時間を減らす「時間」の3原則も重要です。

4) 作業時の姿勢や動作による障害

　デスクワークにあたる労働者にも多く該当するのが、作業姿勢や動作による健康障害です。**職業性腰痛**は重い荷物を扱ったり、長時間同じ姿勢をとり続けたり、看護や介護、保育にあたる労働者に多く見られます。業務上疾病の中で最も多いのがこの腰痛です。職業性腰痛には、重いものを持ったりすることで突如発生する**災害性腰痛**と、ゆっくりと進行し慢性化する**非災害性腰痛**があります。予防として、いずれも予防運動や適正配置、姿勢に関する教育などが行われます。

　頸肩腕症候群は、首、肩、腕を同じ場所で保持、もしくは同じ動作をずっと繰り返すことで、神経や筋肉に疲労をきたす機能的・器質的な障害のことを指します。肩や首の筋肉のこりと痛みや痺れ、症状が進むと白律神経失調症、精神症状も見られ、やがて日常生活にも支障をきたすことがあります。このような肩や腰といった筋骨格系の痛みは、作業姿勢や作業負荷だけでなく、作業環境や仕事で起こる心理社会的なストレスも影響していると言われています。

9

産業保健

デスクワークは比較的身体的負荷は低めですが、ディスプレイを眺めながらタイピングを行うなどの作業（VDT作業）を長時間行うと、眼精疲労やドライアイなどの目の症状のほか、肩こりなどの筋骨格系の症状、やがて抑うつ気分などの精神症状も現れるようになります。こうした**VDT作業関連障害**対策として、厚労省による「VDT作業における労働衛生管理の新ガイドライン」に基づく、作業管理（作業時間、ディスプレイなどの作業設計の工夫）、産業環境管理（照明の工夫）、健康管理（軽い運動や健康診断結果を受けた配置転換）、労働衛生教育が実施されています。

● 業務で扱う化学物質による中毒 ●

1) 有機溶剤

有機溶剤はゴムや樹脂など、水に解けない物質を溶解する**有機化合物**のことをさします。ベンゼン、トルエン、メタノールなどは皆さんも耳にしたことがあるでしょう。これらは塗料や接着剤、インクなどに利用されています。揮発性の有機溶剤は気道から、脂溶性の有機溶剤は皮膚や粘膜から吸収されます。脂溶性の有機溶剤は脂質が多い脳、末梢神経、骨髄や肝臓など、血流の多い骨格筋、心筋にも蓄積しやすいことがわかっています。有機溶剤は肝臓で水溶性物質として代謝され尿中に排泄されます。

労働者の血液や、尿、毛髪などから測定された化学物質やその代謝物の濃度を測定し、労働者一人ひとりの曝露量を推定します（**生物学的モニタリング**）。有機溶剤は吸収も排泄も速く、物質によっては生物学的半減期が速いものがあります。

有機溶剤の吸収による健康影響として、皮膚障害、中枢神経障害、末梢神経障害、呼吸器障害、心臓機能障害、肝機能障害、腎機能障害、血液障害、生殖障害があります。有機溶剤ごとに検査項目が定められています。

2) その他の有機化合物

その他の有機化合物として除草剤、殺虫剤、殺菌剤などがあります。農薬では、有機リン系農薬、カーバメイド、パラコート、有機塩素剤などがあります。有機リン系農薬以外は特殊健康診断が定められておらず、保管管理不備や誤飲などによる事故が多く報告される物質です。

ダイオキシンは、ベトナム戦争の際に枯葉剤とともに散布され、シャム双生児など先天性奇形を誘発したこと、焼却温度の低い焼却炉から排出された有害物質として、広く社会問題となったことで知られています。

3) 金属

　鉛、水銀などの**金属**を、蒸気や粉じん、ヒュームの状態で吸入し続けると、やがて臓器に沈着したり、体内に吸収されたりして障害が起こります。メチル水銀を取り込んだ魚を食べることで生じた水俣病やカドミウムの慢性摂取によるイタイイタイ病は、国の公害健康被害の指定を受けています。作業で金属に曝露する労働者に対しては、定期的な特殊健康診断（p.150参照）や胸部Ｘ線による健康診断を行わなくてはなりません。

労働災害とその補償

　業務上、または通勤中に負傷、疾病に罹患、障害、死亡が発生してしまった場合（**労働災害：労災**）には、**労働者災害補償保険（労災保険）**による補償が行われます。労働基準監督署長が労災であると認定すると、療養や補償、介護に関する給付や年金が支給されます。労災と認定されるには、まず労働者が労働関係のもとに起きた災害であった（**業務遂行性**）こと、そして業務と疾病などの間に一定の因果関係があること（**業務起因性**）が認められる必要があります。労働災害の補償は、通常の保険と異なり、雇用する事業主が負担し、国が保険者として保険金を給付します。労災制度は**労働者災害補償保険法**に依拠しています。

　厚生労働省「労働災害発生状況」によると、2017年の労働災害による死亡者数978人、死傷者数12万460人でした。産業別に見ると、延べ労働時間あたりの労働災害による死傷者数が最も多い産業は製造業、次いで建設業でした（厚生労働省「労働災害動向調査」）。

過重労働対策

　近年では、**過労死**として、**過重労働**により精神障害を発症した者の自殺、脳・心臓疾患による死亡が労災と認定される事案も見られるようになりました。労災と認められた自殺の中には、長時間労働からから生じる精神疾患もありました。事業主は、労働基準や労働安全衛生にかかる法律を遵守し、防げる災害を未然に防がなくてはなりません。

　長時間にわたる過重な労働により疲労が蓄積し、それが解消されないと、脳・心疾患を発症します。厚生労働省による「過重労働による健康障害防止のための総合対策」では、事業者が講ずべき措置を次のように定めています（図9-4）。

9
産業保健

過重労働による健康障害防止のための総合対策（9-4）

①時間外労働や休日労働を削減し、年次有給休暇取得を推進するなどの対策をとる。

②時間外・休日労働時間が1ヶ月あたり45時間を超える労働者がいる場合には、従業員の安全確保の点から必要な措置を講じる。

③時間外・休日労働時間が1ヶ月あたり80時間を超えて疲労の蓄積が認められたり、健康上の不安を有している労働者や、事業場で定めた基準に該当する労働者にも、面接指導などの措置を実施する。（事業場における基準は、衛生委員会で審議した上で事業者が定めるが、1ヶ月あたり100時間を超える労働者、2ヶ月ないし6ヶ月の平均で1ヶ月あたり80時間を超える労働者は全員を対象とするべき）

④時間外・休日労働時間が1ヶ月あたり100時間を超える長時間労働者が、申し出を行った際には医師による面接を行う。

(以上、厚生労働省「職場のあんぜんサイト」過重労働対策とは、から抜粋)

● 職場のメンタルヘルス対策 ●

　長時間労働や仕事の負担、不安定な雇用、人間関係などの職場のストレスから、うつなどの**メンタルヘルス**問題に悩む労働者は多く、労働災害補償における精神障害を理由とした請求件数も増加しています。**トータル・ヘルスプロモーション・プラン**の中でこころの健康づくりも推し進められてきましたが、厚生労働省は「労働者の心の健康の保持増進のための指針（メンタルヘルス指針）」を発表し、「**4つのケア**（図9-5）」が掲げられました。

　事業者は、自らが事業場において積極的にメンタルヘルス対策を推進することを表明し、4つのケアが継続的かつ計画的に実施されるよう、関係者に情報提供と教育研修の機会を提供する必要があります。事業者は、メンタルヘルス問題発生のプロセスには個人差が大きいこと、誰しもメンタルヘルス不調を抱える可能性があることを理解しなくてはなりません。労働者が安心してメンタルヘルス対策に参加できるよう、事業者は労働者の個人情報保護に配慮することも必要です。また、職場のメンタルヘルス対策は、人事労務管理との連携が必要であること、家庭など職場外の要因も影響している可能性があることを念頭におかなくてはなりません。

　しかし、メンタルヘルス対策を実施している企業は、平成28年で56.6％と十分ではなく、特に従業員数10〜29人の小規模事業所では5割を切ります（平成28年労働安全衛生調査）。小規模事業所では、産業保健スタッフが常駐していないため、まずは

セルフケアとラインケアを中心として、できることから始めること、地域産業保健セン
ターなどの外部資源を活用することが大切とされています。

4つのケア (9-5)

①セルフケア
　労働者自身がストレスに気づき、対処する。ストレスやメンタルヘルスについて正し
　い理解を深める。
②ラインによるケア
　3管理監督者が職場環境の改善など職場のストレス要因に気づき改善する。労働者の
　不調に気づき、相談に対応する。労働者の職場復帰を支援する。
③事業場内の産業保健スタッフ等によるケア
　セルフケア、ラインケアの実施に関する企画立案、個人の健康情報の取り扱い、事業
　場外資源とのネットワークの形成とその窓口、職場復帰の支援。
④事業場外の資源によるケア
　情報提供や助言、ネットワークの形成、職場復帰支援など。

※外部機関としては、地域の産業保健推進センターや、事業場外の精神科などの医療機関、外部の
　従業員支援プログラム提供機関がある

9

産業保健

● ストレスチェック ●

　労働安全衛生法が改定され、常時雇用する労働者 (契約期間に定めがないか、契約期
間が1年以上であること、かつ週あたりの労働時間が事業場の通常の労働者の1週間
の労働時間の4分の3以上であること) を50人以上有する事業所では**ストレスチェッ
ク**の実施が義務となりました。ストレスチェックは、ストレスに関する質問紙に労働者
が回答し、自分のストレス要因やストレス反応、周囲のサポートがどのような状態なの
かを調べ、必要に応じた対応を取ることで、うつ病などのメンタルヘルス不調を未然に
防止する一次予防の取り組みです。

　実施にあたって事業場内で役割が決められますが、カギになるのは「実施者」です。
主に医師や保健師、研修を受けた看護師や精神保健福祉士がその任務を担い、ストレス
チェックの企画、調査票の回収、分析、結果の評価を行います。実施者は、労働者の同
意を得ずに、その結果を事業者に提供してはなりません。同意の取得も、労働者にスト
レスチェック結果が通知されたあとに行われなくてはなりません。

質問紙に規定はありません。ストレスの原因になる質問項目、ストレスによる心身の自覚症状に関する質問項目、周囲のサポートに関する質問項目が含まれていれば、調査票の選択は事業者の判断に委ねられます。ストレスチェックの結果は実施者から労働者一人ひとりに返却されますが、心身の自覚症状に関する合計得点が高い場合、もしくは、これらの項目の得点が一定以上かつストレス要因に関する得点と職場における支援の得点が高い（＝状況が悪い）場合、「高ストレス者である」と判定され、実施者から該当する労働者に通知されます。労働者は自分の意思で産業医との面接を申し出ることができます。申し出を理由とする不利益な取扱いは禁止されています。医師との面接の結果、事業者は医師から意見聴取を行い、必要に応じて就業上の措置をとります。

労働者にはストレスチェックを受検する義務はありませんが、厚生労働省の調べ（平成29年7月）によると78%の労働者がストレスチェックを受検しています。

● コラボヘルス ●

健康経営は、労働者の健康管理を経営的な視点で捉え、労働者の健康増進と事業所の生産性向上を目指す産業保健の新たな動きです。**データヘルス**は、健診やレセプト情報などのデータを健康保険組合が分析し、その結果をもとに、効率的・効果的な一次予防の取り組みを行うことです。この健康経営とデータヘルスを合わせ、事業者と健康保険組合が連携して、加入者（労働者とその扶養家族）の健康増進に取り組むことを、**コラボヘルス**といいます。

経済産業省は東京証券取引所上場企業のうち、健康経営に優れた企業を「**健康企業銘柄**」として選定しています。これには、労働者の健康増進と従業員の活力向上が、企業の業績や価値の向上につながるだけでなく、国民のQOLの向上、ヘルスケア産業の創出、あるべき国民医療費の実現につながるという、社会への貢献も期待されています。コラボヘルスは、目的に沿った効率的なデータの活用と共有、個人情報への十分な配慮などの課題はありますが、「**未来投資戦略2018**」にも国民の健康寿命延伸のための具体的施策として盛り込まれており、今後の展開に注目が集まります。

●Discussion●

1. 産業保健は、労働者の心身の安全と健康を守ることから、生産性向上へとその目的を拡大している。一方で、産業保健に対する経営者の意識の差が拡大することで、企業間で労働者の健康格差が拡大している懸念もある。このような格差は許容されるのだろうか。
2. 昨今の労働者の働き方を変革する取り組みは、ワーク・ライフ・バランスや裁量労働制など、欧米的な働き方の導入が主である。一方で、残すべき日本ならではの働き方には何があるだろうか。

参考文献

・厚生労働省　職場のあんぜんサイト
・厚生労働省　データヘルス・健康経営を推進するためのコラボヘルスガイドライン
・厚生労働省　こころの耳　働く人のメンタルヘルス・ポータルサイト
・厚生労働省　パートタイム労働者の雇用管理の改善のために
・産業医学振興財団ホームページ
・女性にやさしい職場づくりナビ
・労働者健康安全機構
・中央労働災害防止協会
・独立行政法人労働者健康福祉機構　職場におけるこころの健康づくり
・厚生労働省　労働力調査
・厚生労働省　労働災害発生状況
・厚生労働省　労働災害動向調査
・標準 公衆衛生・社会医学 第2版（医学書院）
・公衆衛生がみえる 2018-2019（メディックメディア）

memo

精神保健と
精神保健福祉

「メンタルヘルス」や「こころの病気」という言葉が、あちこちで聞かれるようになりました。本章では日本におけるこころの健康の現状について理解を深めます。こころの健康づくりから、精神障害を発症したのちに社会から受ける支援まで、こころの健康にまつわる公衆衛生活動について学びます。

精神疾患とその頻度

精神疾患（精神障害）には頻度がそう低くないものもあり、意外に身近な病気と言えるかもしれません。ここでは主な精神疾患の症状とその頻度を学びます。病気を知ることは、病気に苦しんでいる人を理解するきっかけとなり、病気にかかっている人もそうでない人も、社会で共に暮らしていくために必要です。

● 精神疾患患者は増えている？ ●

　2014年の**患者調査**では、うつ病や統合失調症などの「精神及び行動の障害」で通院している人が推計約361万人、入院している人は推計約31万人にものぼることが明らかになりました（図10-1）。つまり、日本人の39人に1人が何らかの精神疾患の治療を受けていることになります。世界精神保健調査では、日本人の4人に1人は生涯で何らかの**精神疾患**にかかっていたことが明らかになっており、精神疾患は意外に身近であることがわかります。精神疾患の治療で医療機関を受診する患者は年々増加しています。増加の要因としては、高齢化に伴い、アルツハイマー型認知症などの高齢者特

精神疾患：患者数の推移（10-1）

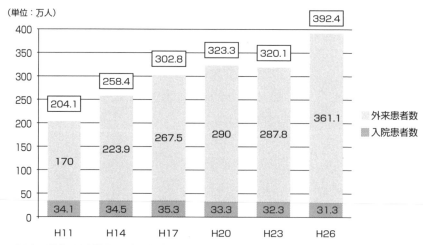

（単位：万人）

	H11	H14	H17	H20	H23	H26
外来患者数	170	223.9	267.5	290	287.8	361.1
入院患者数	34.1	34.5	35.3	33.3	32.3	31.3
合計	204.1	258.4	302.8	323.3	320.1	392.4

※H23年の調査では宮城県の一部と福島県を除いている（厚生労働省「患者調査」）

精神疾患：患者数の内訳（10-2）

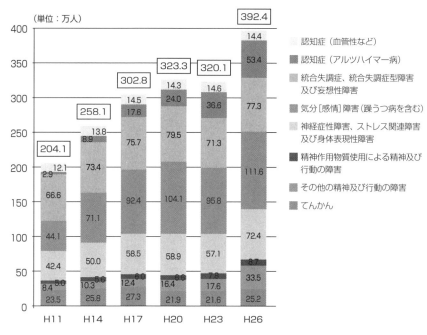

（単位：万人）

凡例：
- 認知症（血管性など）
- 認知症（アルツハイマー病）
- 統合失調症、統合失調症型障害及び妄想性障害
- 気分[感情]障害（躁うつ病を含む）
- 神経症性障害、ストレス関連障害及び身体表現性障害
- 精神作用物質使用による精神及び行動の障害
- その他の精神及び行動の障害
- てんかん

※H23年の調査では宮城県の一部と福島県を除いている（厚生労働省「患者調査」）

有の疾患が増えていることが考えられます（図10-2）。加えて、社会で広く精神疾患が認知されるようになってきたことも、受診者増加の理由に挙げられます。精神疾患とその患者には、長い間の強い偏見（スティグマ）と誤解が患者の受診抑制となり、病気の早期発見と早期治療、患者の社会復帰を妨げてきました。しかし、精神疾患が少しずつ社会で認知されはじめたことで、病気や医療機関への敷居が下がり、受診を控えていた人が通院しやすくなったと考えられます。

主な精神疾患とその頻度

精神疾患は、原因がわかっていないものも多く、血液検査などによる診断が確立されているわけではありませんが、国際的な診断基準などによって症状と重症度が評価され、診断されています。

10

精神保健と精神保健福祉

1）気分障害（感情障害）

うつ病（または**大うつ病性障害**）は、主に憂うつ感や気分の落ち込み（抑うつ気分）が強い状態をいいます。抑うつ状態のほか、特に理由もなく悲しみや不安、イライラ感や自責感、集中力の低下、物事に悲観的になる、希死念慮（死にたいと願うこと）、不眠（時に過眠）などが見られます。また、涙もろくなる、落ち着かなくなる、お酒の量が増えるなどの行動も変わります。消化器症状、腰痛、食欲減退（増えることも）などの身体症状もあります。これらの症状が一定の期間続き、薬や身体疾患が原因ではないなどの要件が揃うと、うつ病と診断されます。

日本人の1〜2%が過去12ヶ月間にうつ病を経験し、3〜7%が生涯に一度はうつ病にかかるとされています。うつ病の原因は、何らかのストレスの影響で、セロトニンやノルアドレナリンなどの脳内神経伝達物質の働きが悪くなっていることとされていますが、不明なことも多いままです。治療法としては、抗うつ剤の服用による薬物療法があります。効果が現れるまで服用を定められたとおりに続け、服薬の内容や量を主治医としっかり見極める必要があります。加えて、ストレス要因を遠ざける環境改善も必要です。最近では、認知行動療法などで、ストレス要因のとらえ方を変えることが症状低減やうつ病予防に効果を示しています。

双極性障害（躁うつ病）は、躁状態（気分が著しく高揚している状態）が続き、自信過剰で「自分はなんでもできる」といった全能感にあふれ、衝動性が増すことで、日常生活に支障をきたしてしまう疾患です。躁状態が続く**双極性障害Ⅰ型**と、うつ状態と躁状態を繰り返す**双極性障害Ⅱ型**があります。睡眠時間が短くても苦痛を感じない、頭の回転が良くなったように感じるなども症状であることから、本人が躁状態を好調であると捉え、病識に乏しく治療が遅れたり滞りがちです。

2）統合失調症

統合失調症は、およそ100人に1人が生涯のうちにかかるとされている、頻度の高い疾患です。発症の原因についてはさまざまな説がありますが、よくわかっていません。統合失調症の症状は、幻覚や妄想といった**陽性症状**と、会話や行動のまとまりが阻害されたり、感覚・意欲が鈍化したりする**陰性症状**があります。特に陽性症状が強いときには、症状が病気によって引き起こされていることを認識する**病識**が乏しく、治療拒否もあります。陰性症状は、本人が怠けているなどと周囲から誤解されることも多いです。

　統合失調症が好発するのは10歳代後半から30歳代といわれています。引きこもり状態の人の中にも統合失調症を抱えている人がいる可能性があります。

　統合失調症と診断されたら、症状の強さや生活の困難さの程度、病識を見極め、入院か外来かを選択して治療を開始します。基本的に、抗精神病薬を中心とした薬物療法とリハビリテーションを組み合わせて日常生活への復帰を目指します。薬の効き方とその副作用には個人差があるので、主治医とよく相談しながら自分に合う薬を見つけ出すことが必要です。リハビリテーションでは、家族も含めた心理教育、生活のリズムを取り戻すデイケア、周囲とのコミュニケーションの回復を目指すソーシャル・スキル・トレーニング、就労準備などを、患者の症状とニーズに応じて組み合わせます。

3）アルコールによる障害

　厚生労働省は1日平均60gを超える飲酒を**多量飲酒**と定義していますが、過度の飲酒は肝臓などの臓器を傷めるだけでなく、精神的、社会的に様々な問題を引き起こします。**アルコール依存**になると、飲酒欲求をコントロールできず、暴言や暴力、妄想などの行動の異常や、**離脱症状**と呼ばれる自律神経症状や精神症状が現れます。2003年の調査で、推計20万人がこのアルコール依存で治療が必要とされました。

　治療には、まず心身の合併症状の治療、離脱症状に対する**解毒治療**を行います。回復が見られたら、飲酒問題という現実に直面することから断酒継続に向けたこころと体のリハビリを開始します。その後、医療機関での抗酒薬の服用などの治療と、患者さんが主体となり自分の経験を語る自助グループ参加が行われます。本人はアルコール障害であることを否認し、治療を拒否することが多いといわれます。家族など周囲の人間が医療機関や地域の精神保健福祉センターや自助グループと連携を取ることは、本人が少しでも早く治療を開始し継続するために必要です。同時に、家族の負担を軽減し家族が地域社会から孤立しないためにも重要です。

4）発達障害

　発達障害は近年、社会から大きな注目を集めています。かつて自閉症とアスペルガー症候群を総称し広汎性発達障害と呼ばれた**自閉スペクトラム症**は、コミュニケーション上の障害やパターン化した行動と独自の関心やこだわり、手先の不器用さが見られます。

10

精神保健と精神保健福祉

　学習障害（今は**限局性学習症**）は、知識的な問題はないのに読み書き計算が極端に苦手です。**注意欠陥多動性障害**は、不注意さ、じっとしていられないなどの多動さ、多弁さ、衝動的な行動といった症状が特徴的です。いずれの障害も、脳の機質機能に原因があるとされています。しつけや育て方で発症するものではないことを理解しなくてはなりません。本人と周囲が障害を理解し、適切なトレーニングを受け、生活のしかたを工夫することで、その人の本来の力を発揮しながら生きていくことができます。

　発達障害に対する社会の理解を深め、その障害特性を把握した上で年齢に応じて社会全体で支援するために、**発達障害者支援法**が制定されています。都道府県と政令指定都市には、**発達障害者支援センター**が設置されています。

　このように、精神障害は、その発症の背後にある問題や、うつ病の容態・経過が実に多様で、一括りにすることはできません。しかし、信頼できる主治医と共にじっくりと治療にあたることが大変重要で、この点を患者のみならず周囲も理解する必要があるでしょう。どの障害においても共通して大切なことは、治療によって回復することができ、社会の中でその人らしい生活を送ることができるということです。病気を正しく理解し、主治医や周囲の人たちとよく相談しながら、焦らず治療とリハビリテーションに取り組むことが必要です。その際に、患者だけでなく、患者の周囲にいる私たちも、病気を正しく理解することが、患者の回復を助けることにつながるのです。

● 自殺と精神障害 ●

　不況の影響で1990年代に自殺者数が3万人を超えてから（図10-3）、**自殺対策**は、日本の公衆衛生の最重要課題でした。2006年の自殺対策基本法制定を経て、2012年に自殺総合対策大綱が閣議決定され、「誰も自殺に追い込まれることのない社会の実現」が明示されました。自殺対策は、地域レベルで実践的な取り組みを中心とすること、官民、地方公共団体などの垣根を超えて連携・協力を推進することが命題となっています。対策の効果もあり、自殺者数は現在では減少しています。

　自殺対策の中で、うつ病対策は重要な位置を占めています。自殺既遂者において、うつ病などを患っていた人が多いことが研究でわかっています。うつ病の早期発見・早期治療に向けて、うつ病への理解の普及啓発や、地域や職域でのうつ病対策が行われています。

　自殺既遂者には、アルコール依存症などを患っていた人も多かったといわれています。その原因としてうつ症状や不眠の解消にとアルコールを濫用していた可能性があります。このため、特に中高年を対象としたアルコール障害と自殺の理解の啓発と、アルコール依存からの回復を支援する団体との協働モデル対策事業もうち出され、地域においてアルコール依存症と自殺防止対策が進められています。

　救急施設に搬送された自殺未遂者に対する精神医学的対応を目指し、精神科救急での自殺未遂者ケアのガイドラインも作成され、普及が始まっています。

　自殺予防対策の中には、私たちができることもあります。周囲で様子の変わった人がいたら、声をかけ、その人の気持ちを尊重し、ことばに耳を傾けて、早めに専門家に相談するよう、すすめます。このような「ゲートキーパー」が自殺対策にはとても重要です。

自殺者数の推移（10-3）

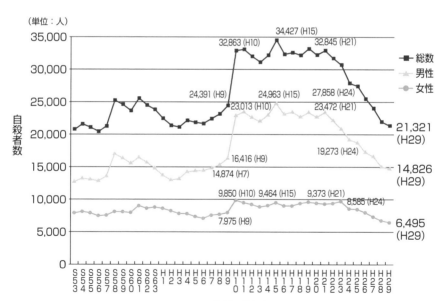

資料：警察庁自殺統計原票データより厚生労働省作成

10

精神保健と精神保健福祉

10 2 精神保健福祉法に基づく入院

精神疾患を有する精神障害者に対しては、心身の安全を最優先するために、本人の同意を得ずとも入院させることがあります。ここでは、その根拠となる精神保健福祉法と、それに定められる5つの入院形態について学びます。

● 精神保健福祉法 ●

精神保健および精神障害者福祉に関する法律（**精神保健福祉法**）は、精神障害者の医療と保護、障害総合支援法と共に精神障害者の社会復帰を促し、自立と社会経済活動への参加に向けて必要な援助を行うことを目的としています。精神障害者の人権を尊重し、精神障害者を障害福祉の対象として位置付けることで、治療に加え社会復帰支援などの福祉施策を行うこととしています。同時に精神疾患の予防やこころの健康の保持・増進もこの法律の目的です。

● 精神保健福祉法に基づく入院 ●

精神保健福祉法では、医学的に必要かどうかを十分に吟味し、精神障害者の安全を最優先とする様々な入院形態を定めています。

1）任意入院

通常の入院のように、本人の希望や同意を得て入院するものです。所定の要件を満たした精神保健指定医の判断で、本人の安全のために72時間に限った退院制限をすることもあります。

2）医療保護入院

精神保健指定医1名が診察し、本人から同意が得られないものの、代わりに家族などの保護者から同意を得られる場合の入院形態です。入院・退院後10日以内に都道府県知事に届け出る必要があります。

3）応急入院

ただちに入院させなければ患者の生命や保護に著しく支障をきたす恐れがあるなど、急を要するものの、保護者から同意を得られない場合に行われます。1名の精

神保健指定医の診察が必要で、入院先も都道府県知事指定の精神科病院となります。

4）措置入院

本人からの同意を得られなくとも、2名の精神保健指定医が「入院させないと自傷他害の恐れがある」と判断した場合に都道府県知事の権限で行われる入院です。国立もしくは都道府県立の精神科病院または指定病院に入院します。

5）緊急措置入院

措置入院よりもさらに急を要する場合や、精神保健指定医を2名確保できない場合に行われます。精神保健指定医1名の診察で72時間に限って行われる入院です。

　衛生行政報告例によると、1989年に約8万件であった医療保護入院届出数は、2016年度には18万件に増え、近年は横ばいです。1989年には1万4000人であった措置入院患者数は、2016年度には1500人強と大幅に減少しています。

　精神保健福祉法に基づく入院には、患者本人の同意取得を必要としないものもあり、患者の人権と安全の確保、適切な医療の提供に関する決定プロセスの不透明さが長年の問題でした。そうした中、医療保護入院や措置入院などで入院する患者の人権と医療の安全を確保するために、精神医療審査会制度が設けられました。精神医療審査会は、各都道府県に設置され、入院届や定期症状報告書が審査されます。また、入院患者からの退院請求や処遇改善請求を受け付け、その審査も行います。委員会は、精神障害者の医療や福祉、法律に関わる学識と経験を有する者、精神保健指定医で構成される合議制です。今後は、書類審査に加え、患者への面接頻度の増加、審査時間の地域間格差を縮小することが求められています。

　精神科入院機関は、緑豊かで静かな場所にあることが多いように思います。患者さんの人権と安全、適切な医療を最優先に、患者さんが安心してゆったりと、こころと体を癒せる環境と制度が提供され続けなくてはなりません。

　精神疾患・精神障害での入院は、入院期間が長期に渡るのが特徴です。しかし、最近は精神保健福祉法に基づき、地域での支援体制を整えることで、精神障害の治療とリハビリは、入院医療中心から地域生活中心へと移行しています。

10

精神保健と精神保健福祉

10 3 地域の精神保健福祉活動

長らく入院治療が主流であった日本の精神保健福祉ですが、医療と福祉制度を組み合わせ、精神障害者の地域での暮らしを支援しています。ここでは、地域における精神保健福祉の資源とそれに基づく支援について理解を深めます。

● 地域の精神保健福祉 ●

地域の精神保健福祉の受け皿と活動機関となるのは、保健所と精神保健福祉センターです。**保健所**は、地域の精神保健に関する困りごとに直接対応します。精神障害者や地域住民からの精神保健福祉相談を直接受け付けるという役割は、保健所が担います。また、保健所では、診断や医学的指導のほか、訪問指導や患者会・患者家族会への支援と指導も行います。入退院などの手続き、福祉事務所や警察、市町村との連携も担います。

全国の都道府県と各政令指定都市69カ所（東京都は3カ所）に設置されている**精神保健福祉センター**は、保健所から上がってくる特に困難事例の相談にあたるほか、保健所や精神保健に関わる機関に、知識や支援技術に関するサポートも行います。地域における精神保健の普及啓発も、精神保健福祉センターの重要な役割です。このように地域の精神障害者や一般住民に直接対応する保健所を指導・支援するのが精神保健福祉センターの責務なのです。

市区町村は、精神障害者からの障害福祉サービスの申請受付窓口とその提供を行います。精神保健福祉法に規定された精神疾患（うつ病・統合失調症など）を有し、通院で継続的に精神医療を必要とする者に対しては、医療費の自己負担額を軽減する**自立支援医療制度**が適用されます。この自立支援医療の申請窓口も、市区町村です。精神障害者保健福祉手帳（p.174）の申請も、市区町村が窓口となります。なお、自立支援医療と手帳の審査と手帳の発行は精神保健福祉センターが担います。

精神障害者へのサービス

統合失調症などの**精神障害**は、好発年齢が若いため、進学・就職などの社会経験の機会を逸することが多いこと、入院生活が長期化しがちで社会生活の中断などが生まれやすいといわれています。そのため精神障害を持ちながら地域社会に参加するために、リハビリテーションや福祉的な支援が必要となります。以下の支援サービスは、精神保健福祉法ではなく、障害者自立支援法の枠組みで実施されます。

1) 介護給付によるサービス

精神障害を持つ人が、日常生活を送るためのサービスです。精神障害者は、居宅介護によって、料理、日常の家事の援助や入浴など体の清潔さを保つための支援を受けることができます。身近で介護を担ってくれていた人が、何らかの理由で介護の継続が難しくなった場合には、ショートステイを受けることができます。

2) 訓練等給付によるサービス

自立した日常生活・社会生活に向けた機能訓練・生活訓練に関するサービスです。精神障害者が、退院後、地域での暮らしにスムーズに移行できるように、保健師らの定期的な訪問を受け、生活に関する相談をすることができます（**自立生活援助**）。同じ精神障害を持つ仲間と共に、世話人に生活や服薬の助言をもらいながら、アパートやグループホームで共同生活を行うサービスもあります（**共同生活援助**）。

精神障害者に対する就労支援には、就労移行支援、就労継続支援、就労定着支援があります。就労移行支援では、一般企業への就労を希望する場合、必要な知識と技能訓練が提供されます。就労移行支援では、一般企業での就労が難しくとも、希望と状況に応じ、働く場と知識と技能訓練が提供されます。事業者は、障害者が雇用関係を結ぶ場合は就労継続支援A型、訓練やリハビリが目的となる場合は就労継続支援B型と分けられます。就労定着支援では、就労継続に向けて生活調整が行われます。

3) 地域生活支援事業

地域活動支援センターで、創作活動やものづくり、人々と交流をします。低額で住まいを提供する福祉ホームもあります。

10

精神保健と精神保健福祉

● 精神障害者保健福祉手帳 ●

　精神疾患により長期にわたり日常生活や社会生活に制約がある人は、初診から6ヶ月が経過したのちに、**精神障害者保健福祉手帳**を受けることができます。すべての精神疾患が対象となります。精神障害も精神疾患の症状により日常や社会生活に支障をきたしている状態によって、1級、2級、3級の区分にわけられていますが、概ね障害年金の各等級に準じます（図10-4）。障害の程度は、常に援助がなければ日常生活が行えない場合を1級、助言や援助を必要とし自力での生活が困難な場合を2級、生活は営めているものの制限がある場合を3級とします。患者の主治医（精神保健指定医）が、障害の経過や現在の症状・生活能力を診断書としてまとめます。申請は市町村窓口で行い、都道府県知事から手帳が交付されます。障害の程度は変わることもあるので障害等級については、2年ごとに更新が行われます。手帳の申請は、本人以外にも家族や医療機関関係者が行うことも可能です。

　精神障害者保健福祉手帳が交付されると、様々なサービスを受けることができます。主なものに、NHK受信料などの公共料金の割引、税金の控除・減免があります。この手帳所持者の雇用は、事業者にとって障害者雇用率に算入されます。地域によっては、私鉄などの公共交通機関の運賃の割引、上下水道割引、公共施設の使用料が割引になることもあります。

障害等級の区分（10-4）

1級	精神障害であって、日常生活の用を弁ずることを不能ならしめる程度のもの（おおむね障害年金1級に相当）
2級	精神障害であって、日常生活が著しい制限を受けるか、又は日常生活に著しい制限を加えることを必要とする程度のもの（おおむね障害年金2級に相当）
3級	精神障害であって、日常生活若しくは社会生活が制限を受けるか、または日常生活もしくは社会生活に制限を加えることを必要とする程度のもの（おおむね障害年金3級に相当）

厚生労働省：みんなのメンタルヘルス
(http://www.mhlw.go.jp/kokoro/support/3_06notebook.html)

10

◉ **Discussion** ◉

　患者の手足や胴体をベッドに固定する**身体拘束**。緊急かつやむを得ない場合にのみ適用されているが、患者の人間としての尊厳を大きく傷つけることから、廃止する医療機関も増えている。

　一方で、医療や介護の現場では慢性的な人手不足に悩み、少ない人数で見守らなくてはならないため、命に関わる事故が起きないように、やむを得ず拘束しなくてならない事態も想定される。患者、そして医療スタッフの安全と人権を守るには、どのような方策が必要だろうか。

参考文献

・DSM-5病名・用語翻訳ガイドライン（公益社団法人日本精神神経学会）
・知ることからはじめよう みんなのメンタルヘルス総合サイト（厚生労働省）
・公衆衛生がみえる 2018-2019（メディックメディア）.
・標準 公衆衛生・社会医学 第2版（医学書院）
・厚生労働省 平成26年患者調査

memo

感染症対策

　かつて「感染症はやがて制圧される」と考えられていた時期もありました。しかし、現実には違いました。近年、新型鳥インフルエンザ、SARS、MERSなどの新たな感染症が定期的に流行しています。そして、2019年末に中国で報告された新型コロナウイルス感染症（COVID-19）は、瞬く間に世界中に流行が拡大し、パンデミックとなりました。この執筆時点においても、まだ終息には至っていません。集団の健康を対象とする公衆衛生学は、感染症対策において重要な役割を果たします。本章では、日本の感染症対策を公衆衛生学的視点から概観します。

11
1　感染症とは

ここでは、まず、近代日本の衛生行政における感染症対策の推移を概観します。そして、現在の感染症対策を理解するために、感染症に関する基本的事項を整理します。

● 感染症と公衆衛生 ●

　日本における衛生行政は、時代と共に変わってきました。明治期には、開国に伴うコレラ、腸チフス、赤痢などへの対処のため、伝染病予防法、海港検疫法、汚物掃除法、下水法などの関連法規が整備されました。

　明治中期から大正にかけて鉱業、製糸業などが発展し、劣悪な職場環境における結核感染が問題となりました。当時の紡績工場で働く女性労働者の姿を捉えた小説『あゝ野麦峠』は有名です。1904（明治37）年にはわが国で初めての結核予防に関する法令「肺結核予防ニ関スル件」が発布、1919（大正8）年には「**結核予防法**」が制定されました。このように、第二次大戦終戦までは結核対策がわが国の衛生行政に重要な位置を占めていました。

　終戦直後は、衛生状態の悪化により急性感染症が流行し、その対策が喫緊の課題とされました。米国GHQの指示のもと、1946（昭和21）年から1947（昭和22）年にかけて腸チフス・パラチフスの予防接種が広範に実施されることになり、この結果、患者は激減しました。これを契機に、予防接種の制度化を求める機運が高まり、1948（昭和23）年には**予防接種法**が制定されたのです。

　一方で、戦後の結核対策は、ストレプトマイシン、パスカルシウムなどの化学療法剤の登場で劇的に変わりました。1950（昭和25）年には社会保険適応となり、結核医療の改善に大きく寄与したのです。結核に代わったのが、がん、脳卒中、心臓病などの生活習慣病。当時、死因の6割を占める疾患であり、公衆衛生行政もおのずとこれらへの対策に舵を切ることになりました。

　では、感染症対策は不要になったのでしょうか。世界においては1980（昭和55）年にWHOにより天然痘の根絶が宣言。日本においては、1981（昭和56）年にポリオの発生数がゼロになりました。このような背景から、医学の進歩によりいずれ感染症は

克服される、といわれたこともありました。しかし、抗菌剤への耐性菌、新興・再興感染症の出現など、いまなお感染症の脅威は続いています。近年では、2002年に**重症急性呼吸器症候群（SARS）**が、2009年に**新型鳥インフルエンザ**のパンデミックが、2012年には**中東呼吸器症候群（MERS）**が大流行しました。そして、2019年末に中国の武漢で初めて報告された**新型コロナウイルス感染症（COVID-19）**は、2020年に入り世界中で猛威を振るい、3月11日にWHOがパンデミックを宣言し、日本においては4月7日に7都府県に緊急事態宣言が発令され、16日に全国に拡大されました。そして執筆時点において、まだ終息には至っていません。

　ヒトと物が国際間を短時間に行き交うグローバル社会においては、感染の広がりは早く、経路は複雑化しています。また、多剤耐性の問題や新興・再興感染症の問題などが公衆衛生的課題としていまなお残っています。ここでは、感染症についての基本を概観し、後述する感染症対策の理解を進めていただければと思います。

● 感染成立の３因子 ●

　まずは、基本的な内容になりますが、感染・感染症とはなんでしょうか。

　感染とは、病原体となる微生物（細菌、真菌、ウイルス）が宿主となる生物の体内に入り、定着・増殖することです。そして、感染によりなんらかの症状を呈する状態が**感染症**です。**感染源**、**感染経路**、**宿主**の３因子があり、感染成立には、これら３因子がすべて揃う必要があります（図11-1）。つまり、３因子を考慮した対策が、感染症対策を効率的に実施する上で重要となります。

　細菌や真菌、ウイルスなどの病原体が定着・増殖している場が**感染源**です。感染源はいくつかに分類できますが、生物（ヒト・動物）だけとは限りません。土壌や水、食品などの無生物にも病原体が繁殖し感染源となりえます（図11-2）。ヒトが感染源の場合は、感染によりなんらかの症状があり排菌※をしている**発症者**と臨床症状を呈していないものの排菌をしている無症候性の感染者（**保菌者**）に分けられます。保菌者は、感染直後でまだ臨床症状を呈していないが排菌している**潜伏期保菌者**、感染が進行しても臨床症状を呈していないが排菌している**不顕性保菌者**、臨床症状が消失したものの排菌は持続している**回復期保菌者**があります。これら保菌者は、感染しているという自覚がないため、普段どおりの日常生活を送る可能性があります。このため、発症者に比べて、具体的な対策を取ることが難しく、流行にも影響する可能性があります。

※**排菌**　咳やくしゃみなどで体内外に病原菌を排出すること。

11

感染症対策

感染成立の3因子（11-1）

感染源	感染経路	宿主

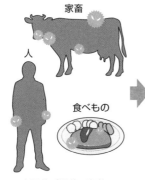
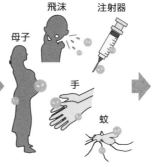
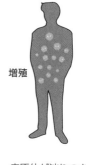

家畜
人
食べもの

飛沫　注射器
母子
手
蚊

増殖

病原体（細菌・真菌・ウイルス等）を保有するヒト・生物、定着する無生物（食べ物・土壌）

感染源にある病原体が新たな宿主に辿りつく経路

病原体が辿りつき、侵入・定着し、増殖する場

対策
感染源の消毒
感染者の隔離
早期発見・早期治療

対策
媒介動物の駆除
検疫
臨時休校など
マスク、手洗い、うがい

対策
予防接種

感染源の分類（11-2）

ヒト
・発症者：感染によってなんらかの臨床症状を呈している。
・潜伏期保菌者：感染直後でまだ臨床症状を呈していないが排菌している。
・不顕性保菌者：感染が進行しても臨床症状を呈していないが排菌している。
・回復期保菌者：臨床症状が消失したが排菌が持続している。
動物
　動物からヒトに感染する人獣（人畜）共通感染症がある（狂犬病など）。
無生物
　病原体が食品、水、土壌などで繁殖（破傷風、レジオネラ症など）

　病原体が存在したとしても、その病原体と接触がなければ感染は成立しません。病原体と宿主が接触を持ち、感染するまでの経路を**感染経路**といいます。感染経路は**垂直感染**、**水平感染**の2つがあります（図11-3）。垂直感染は**母子感染**ともいい、母子間特有の接触による感染です。**経胎盤感染**（胎児が胎盤を通過した病原体によって感染する）、**経産道感染**（分娩時に胎児が産道や母体血液中に存在する病原体によって感染する）、**経母乳感染**（出産後に母乳中に含まれる病原体によって乳児が感染する）があります。**水平感染**は感染距離や媒介により**接触感染**（感染源に直接に接触することで感染する）、**飛沫感染**（感染源の咳・くしゃみなどの飛沫に含まれる病原体または病原体がちり・ほこりと一体となったものが空気中に漂うことで感染する）、**空気感染**（感染源からの病原体が含まれる飛沫が蒸発し、飛沫核となって空気中を漂い、飛沫核が体内に入って感染する）、**媒介物感染**（病原体によって汚染された媒介物〔食べ物、飲み物、血液製剤〕により感染する）、**媒介動物感染**（ヒトとは異なる動物を介して、ヒトへと感染する）があります。

感染経路の種類と主な疾患（11-3）

```
垂直感染（母子感染）
・経胎盤感染　　：風しん、梅毒、トキソプラズマ症、サイトメガロウイルス感染症
・経産道感染　　：B型肝炎、淋病、クラミジア感染症、HIV感染症
・経母乳感染　　：成人T細胞白血病、HIV感染症
水平感染
・接触感染　　　：炭疽（接触）、HIV感染症（性交）、破傷風（土壌）、狂犬病（咬傷）
・飛沫感染　　　：インフルエンザ、百日咳、ジフテリア、マイコプラズマ
・空気感染　　　：麻しん、水痘、結核、オウム病、Q熱、レジオネラ症
・媒介物感染　　：B・C型肝炎（血液）、HIV感染症（血液）、コレラ（水）
・媒介動物感染：腸チフス、コレラ、赤痢、マラリア、つつが虫病
```

11
感染症対策

　3つの因子のうち最後が**宿主**です。感染源にある病原体が、感染経路を経て宿主に辿りつき、体内に侵入できたとしても、宿主に抵抗力があれば感染は成立しません。宿主の感染に対する抵抗力が低下している場合、感染が成立して感染症を発症する可能性が高くなります。

　宿主の感染に対する抵抗力には**免疫**が関与しています。詳細は他書に譲りますが、免疫には**自然免疫（非特異的免疫）**と**獲得免疫（特異的免疫）**があります。自然免疫は病原体に曝露※する前から持っている抵抗力のことです。自然免疫は病原体が体に侵入したとき、この脅威に対して即時に対応します。非特異的な防御という意味で「非特異的免疫」ともいわれます。獲得免疫は、病原体の曝露を受けたあとに、病原体を抗原として認識し、抗体を産生する抗原抗体反応です。病原体に特異的に反応するために「特異的免疫」といわれます。

Column　　新型コロナウイルス感染症（COVID-19）

　ここでは、新型コロナウイルス感染症（COVID-19）に関して、執筆時点（2020年5月）でわかっている情報を整理したいと思います。

・どんな疾患か？

　COVID-19は新型コロナウイルス（SARS-CoV-2）による感染症です。多くは軽症・無症状ですが、重症化すると肺炎を発症し、呼吸困難から致死的な転帰となることがあります。初期症状は、咳や発熱など風邪様の症状、人によっては鼻汁、鼻閉、痰、下痢などの症状を呈します。さらに、嗅覚異常や味覚異常も報告されています。重症化のリスク因子は、現時点で明確にはなっていませんが、高齢や喫煙、糖尿病や心・肺などの持病、免疫機能の低下（抗がん剤・免疫抑制剤・放射線などの治療によるものも含む）と考えられています。まだ、治療方法は確立されていません。しかし、一部の抗ウイルス薬による効果が期待されています。レムデシビルが重症患者を限定に「新型コロナウイルス（SARS-CoV-2）による感染症」を効能・効果として特例で承認されました（5月7日時点）。

・感染対策は？

　P.179で感染成立には**感染源、感染経路、宿主の3因子がすべて揃う必要がある**ことを説明しました。この3因子をもとに感染対策を見てみます。当初、日本ではクラスター（集団発生）対策に力を入れていました。これは**感染源に対する対策**であり、クラスターを特定することで、感染者の隔離などの措置を講じます。P.181に示した感染経路のうち、COVID-19の感染経路は接触感染と飛沫感染と考えられています。**感染経路に対する対策**が、マスクの着用、うがい・手洗い、外出自粛要請、臨時休校です。**宿主に対する対策**は予防接種です。しかし、現時点でワクチンは開発段階です。有効性・安全性が確立するまで、私たちにできるのは、日々の健康増進と体調管理、人との接触を避けることです。

※**曝露**　有害物質や病原菌にさらされること。

感染症法

感染症法は、感染症の分類や対策などを定めた、感染症対策の根幹となる法律です。ここでは感染症法と感染症対策について概観します。

・ 感染症法 ・

感染症法は、正式には『感染症の予防及び感染症の患者に対する医療に関する法律』といい、1998年10月公布、翌年1999年4月に施行されました（これに伴い伝染病予防法、性病予防法、後天性免疫不全症候群の予防に関する法律は廃止）。感染症法は、感染症の流行状況を把握し、予防と対応を可能とすることを目的としています。

・ 感染症の類型 ・

感染症法は感染症を分類することで流行を把握し、具体的な対策を取れるようにしています。そして、新たに出現した感染症に対しても迅速に対応できるように社会制度を整備しています。感染症法が定める**感染症の類型**と類型ごとの対策・措置について見てみましょう。

まず、感染力や罹患した場合の重篤度から、感染症を危険性の高い順に一～五類に分類しています（図11-4）。危険な感染症ほど、早く対応し、流行を防止する必要があるため、強制介入が認められています。例えば、**一類感染症・二類感染症**では強制入院や就業制限、消毒などの対物措置が、**三類感染症**では就業制限や消毒などの対物措置が、**四類感染症**では消毒などの対物措置が認められています（p.188参照）。

最も危険とされる一類感染症にはエボラ出血熱、クリミア・コンゴ出血熱、痘そう（天然痘）、南米出血熱、ペスト、マールブルグ病、ラッサ熱の7疾患があります（図11-5）。いずれも、日本国内にはなく、稀に海外渡航により国内に持ち込まれる感染症です。エボラ出血熱は、2014年に西アフリカを中心に大流行しました。

二類感染症には急性灰白髄炎（ポリオ）、結核、ジフテリア、重症急性呼吸器症候群（病原体がベータコロナウイルス属ＳＡＲＳコロナウイルスであるものに限る）、中東呼吸器症候群（病原体がベータコロナウイルス属ＭＥＲＳコロナウイルスであるもの

に限る）、鳥インフルエンザ（H5N1・H7N9）があります。結核は再興感染症として注目されています。**再興感染症**とは、「既知の感染症で、すでに公衆衛生上の問題とならない程度までに患者が減少していた感染症のうち、この20年間に再び流行し始め、患者数が増加したもの」と定義されます。

　三類感染症にはコレラ、細菌性赤痢、腸管出血性大腸菌感染症、腸チフス、パラチフスの5疾患、四類感染症はE型肝炎、A型肝炎、黄熱、Q熱、狂犬病、炭疽、鳥インフルエンザ（H5N1・H7N9を除く）、ボツリヌス症などの44疾患、五類感染症はインフルエンザ（鳥インフルエンザ及び新型インフルエンザ等感染症を除く）、ウイルス性肝炎（E型肝炎及びA型肝炎を除く）、クリプトスポリジウム症、後天性免疫不全症候群などの58疾患があります。

感染症の類型（11-4）

類型	感染症名	分類の考え方	措置
一類感染症	エボラ出血熱、クリミア・コンゴ出血熱、痘そう（天然痘）、南米出血熱、ペスト、マールブルグ病、ラッサ熱	感染力と罹患した場合の重篤性等に基づく総合的な観点から見た危険性が極めて高い感染症	・対人：入院（都道府県知事が必要と認めるとき）等 ・対物：消毒等の措置 ・交通制限等の措置が可能
二類感染症	急性灰白髄炎（ポリオ）、結核、ジフテリア、重症急性呼吸器症候群※、中東呼吸器症候群※、鳥インフルエンザ（H5N1・H7N9）	感染力と罹患した場合の重篤性等に基づく総合的な観点から見た危険性が高い感染症	・対人：入院（都道府県知事が必要と認めるとき）等 ・対物：消毒等の措置
三類感染症	コレラ、細菌性赤痢、腸管出血性大腸菌感染症、腸チフス、パラチフス	特定の職業への就業によって集団発生を起こしうる感染症	

※**重症急性呼吸器症候群**　病原体がベータコロナウイルス属SARSコロナウイルスであるものに限る。
※**中東呼吸器症候群**　病原体がベータコロナウイルス属MERSコロナウイルスであるものに限る。

四類感染症	E型肝炎、A型肝炎、黄熱、Q熱、狂犬病、炭疽、鳥インフルエンザ（H5N1・H7N9を除く）、ボツリヌス症、マラリア、野兎病、前各号に掲げるもののほか、すでに知られている感染性の疾病であって、動物またはその死体、飲食物、衣類、寝具その他の物件を介して人に感染し、前各号に掲げるものと同程度に国民の健康に影響を与えるおそれがあるものとして政令で定めるもの。	一類〜三類感染症以外のもので、主に動物等を介してヒトに感染	動物への措置を含む消毒等の措置
五類感染症	インフルエンザ（鳥インフルエンザ及び新型インフルエンザ等感染症を除く）、ウイルス性肝炎（E型肝炎及びA型肝炎を除く）、クリプトスポリジウム症、後天性免疫不全症候群、性器クラミジア感染症、梅毒、麻しん、メチシリン耐性黄色ブドウ球菌感染症、前各号に掲げるもののほか、すでに知られている感染性の疾病（四類感染症を除く）であって、前各号に掲げるものと同程度に国民の健康に影響を与えるおそれがあるものとして厚生労働省令で定めるもの。	国民や医療関係者への情報提供が必要	発生動向調査（全数把握または定点把握）
新型インフルエンザ等感染症	○新型インフルエンザ（新たに人から人に伝染する能力を有することとなったウイルスを病原体とするインフルエンザであって、一般に国民が当該感染症に対する免疫を獲得していないことから、当該感染症の全国的かつ急速なまん延により国民の生命及び健康に重大な影響を与えるおそれがあると認められるものをいう）。○再興型インフルエンザ（かつて世界的規模で流行したインフルエンザであって、その後流行することなく長期間が経過しているものとして厚生労働大臣が定めるものが再興したものであって、一般に現在の国民の大部分が当該感染症に対する免疫を獲得していないことから、当該感染症の全国的かつ急速なまん延により国民の生命及び健康に重大な影響を与えるおそれがあると認められるものをいう）。		・対人：入院（都道府県知事が必要と認めるとき）等・対物：消毒等の措置・政令により一類感染症相当の措置も可能・感染したおそれのある者に対する健康状態報告要請、外出自粛要請 等
指定感染症	すでに知られている感染性の疾病（一類感染症、二類感染症、三類感染症および新型インフルエンザ等感染症を除く）であって、一〜三類に準じた対応によらなければ、当該疾病のまん延により国民の生命及び健康に重大な影響を与えるおそれがあるものとして政令で定めるものをいう。		一類〜三類感染症に準じた対人、対物措置（延長含め最大2年間に限定）
新感染症	人から人に伝染すると認められる疾病であって、すでに知られている感染性の疾病とその病状または治療の結果が明らかに異なるもので、当該疾病にかかった場合の病状の程度が重篤であり、かつ、当該疾病のまん延により国民の生命および健康に重大な影響を与えるおそれがあると認められるものをいう。		症例積み重ね前：厚生労働大臣が都道府県知事に対し、対応について個別に指導・助言症例積み重ね後：一類感染症に準じた対応（政令で規定）

11 感染症対策

一類感染症（11-5）

エボラ出血熱	エボラウイルスによる感染症。症状は発熱、疼痛（頭痛、腹痛）、出血である。致死的な転帰をとることが多いが、致命率はサブタイプにより異なる。ザイール型では約90%、スーダン型では約50%とされる。患者の体液等（血液、分泌物、吐物・排泄物）に触れることで感染する。国内での発生例はないが、海外において1976年にスーダンで発生し、以降アフリカで散発的に発生している。2014年から西アフリカ（ギニア、リベリア、シエラレオネ、マリ、ナイジェリア）を中心に大規模に流行した。感染源は野生のコウモリが疑われている。
クリミア・コンゴ出血熱	クリミア・コンゴ出血熱ウイルスによる感染症。宿主はダニやウシ、ヒツジなどの家畜である。ダニの刺咬や家畜の解体作業による血液の接触のほか、患者体液への接触による感染例が報告されている。症状は発熱、関節痛、発疹、紫斑（出血）、意識障害など。死亡率は高く15～30%と報告されている。国内において発生例はない。海外においては中国西部、東南アジア、中央アジア、中東、ヨーロッパ、アフリカで広く発生している。
痘そう（天然痘）	痘そうウイルスによる感染症。国内においては1956年以降、海外においては1977年のソマリア以降の報告はなく、1980年にWHOが根絶を宣言している。
南米出血熱	アレナウイルス属のウイルスによる出血熱の総称（アルゼンチン出血熱、ブラジル出血熱、ベネズエラ出血熱など）。中南米の特定地域のみ分布し、国内発生は報告されていない。
ペスト	ペスト菌による感染症。腺ペストと肺ペストがあり、腺ペストは菌を保有するネズミなどのげっ歯類からノミを介して感染する。肺ペストは感染者の咳などによる飛沫感染によりヒト－ヒト感染する。または腺ペストの続発として発症する。症状は、腺ペストはリンパ節炎、敗血症等を起こし、重症例では高熱、意識障害など、肺ペストは高熱、急激な呼吸困難や咳、鮮やかな赤い色の泡立った血が混じった痰を伴う重い肺炎、強烈な頭痛、嘔吐を呈する。発症から24時間以内に致命的になりうる。国内では1926年以降報告はないが、海外においてはアフリカ、アジア、アメリカ大陸の山岳地帯などで発生している。
マールブルグ病	マールブルグウイルスによる感染症。自然における宿主は不明であるが野生のコウモリと考えられている。症状は発熱、下痢、発疹で致命率は40～90%と高い。国内における発生報告はない。海外においては1967年にドイツ・マールブルグで発生。ウガンダから輸入した野生のサルが原因とされる。以降アフリカで散発的に発生している。
ラッサ熱	ラッサウイルスによる感染症。マストミスと呼ばれるげっ歯類が自然宿主と考えられている。症状は発熱、頭痛、粘膜出血、致命率は1～2%と報告されている。海外においては1967年にナイジェリアで発生以降、西アフリカを中心に年間20～30万人が発症している。国内では1987年に輸入例としてのみ報告されている。

　一類～五類感染症以外の分類として、**新型インフルエンザ等感染症**、**指定感染症**、**新感染症**があります。新型インフルエンザ等感染症は世界的大流行（**パンデミック**）により国民の生命と健康に重大な影響を及ぼす可能性があるため、一～五類感染症では十分に対応できないとする理由で設置された分類です。対応は一類感染症に準じます。指定感染症は既知で一～三類および新型インフルエンザ等感染症を除く感染症で一～三

類に準じた対応の必要性がある感染症、新感染症は未知の感染症で、ヒトからヒトへの感染が認められ、感染力や重篤度から極めて危険性が高いと判断される感染症です。指定感染症および新感染症は、いずれも政令で1年間に限定し指定されます。なお、**新型コロナウイルス感染症**（COVID-19）は、2020年2月1日に指定感染症に指定されました。

● 届出義務 ●

　感染症法では、感染の拡大を防ぎ、流行の状況を把握するために「**届出基準**」が定められています。規定の感染症を診断した際には、最寄りの保健所長を経由して、都道府県知事へ届け出をします。なお、**全数把握**（すべての症例について医師が届け出る）と**定点把握**（指定医療機関の管理者が届け出る）があります。

　全数把握の対象疾患は一〜四類感染症のすべて、五類感染症のうちウイルス性肝炎（E型、A型を除く）、クリプトスポリジウム症、後天性免疫不全症候群（AIDS）、梅毒、麻しんなど22疾患です。定点把握の対象疾患は、五類感染症のうち、インフルエンザ（鳥インフルエンザ、新型インフルエンザ等感染症を除く）、性器クラミジア感染症、メチシリン耐性黄色ブドウ球菌感染症、その他、省令で指定の感染症など25疾患です（図11-6）。

　このほか、感染症法は届出期間についても規定しています。新感染症、新型インフルエンザ等感染症、一〜四類感染症は「診断後直ちに」届け出ます。五類感染症のうち全

11

感染症対策

届出基準（11-6）

類型		届出基準	届出期間	届出先
新感染症		全数把握	診断後ただちに	最寄りの保健所長を経由して、都道府県知事へ届け出る
一類感染症				
新型インフルエンザ等感染症				
二類感染症				
三類感染症				
四類感染症				
五類感染症※	全数		診断後7日以内	
	定点	定点把握	次の月曜日まで 翌月初日まで（耐性菌と性感染症定点）	

※5類感染症の一部：侵襲性髄膜炎菌感染症、風しんおよび麻しんはただちに届け出る必要がある

数把握対象の感染症は「診断後7日以内」に、定点把握対象の感染症は「次の月曜日まで」(耐性菌と性感染症の定点把握対象では翌月初日まで)とされています。なお、五類感染症のうち侵襲性髄膜炎菌感染症、風しんおよび麻しんは直ちに届け出る必要があります。

● 入院治療、就業制限、対物措置、健康診断 ●

感染症法では、届出基準以外に入院治療、就業制限、対物措置、健康診断などの対応・措置について定めています。新感染症、一類感染症は原則として入院治療であり、二類感染症、新型インフルエンザ等感染症は状況に応じて入院治療を行います。また都道府県知事が認めた場合には入院の勧告・措置が可能です(図11-7A)。

新感染症、一〜三類感染症では、感染症を蔓延させるおそれのある業務として、飲食物の製造・販売・調整または取扱いに関する業務などへの従事を制限することが可能です(都道府県知事による)(図11-7B)。また、新感染症、新型インフルエンザ等感染症、一〜三類感染症が疑われるものに対して、健康診断の勧告・措置を行うことができます(都道府県知事による)。

以上は、ヒトに対する措置ですが、モノに対する措置(**対物措置**)についても規定されています。対物措置には、病原体に汚染された場所への立入や通り抜けの制限(立入制限・交通制限)、病原体に汚染された生活用水の利用の制限・禁止(給水制限)、病原体に汚染された場所の消毒、媒介動物の駆除(消毒・駆除)があります(図11-7C)。

感染症で規定の措置・対応(11-7)

A. 入院治療

新感染症、一類感染症	・原則として入院治療
二類感染症、 新型インフルエンザ等感染症	・状況に応じて入院治療 ・都道府県知事が認めた場合には入院の勧告・措置が可能

B. 就業制限

一〜三類感染症	・感染症を蔓延させるおそれのある業務への従事の制限(飲食物の製造・販売・調整または取扱いに関する業務など)

C. 対物措置

新感染症、新型インフルエンザ等感染症　一類感染症	立入制限・交通制限
新感染症、新型インフルエンザ等感染症　一〜三類感染症	給水制限
新感染症、新型インフルエンザ等感染症　一〜四類感染症	消毒・駆除

11
3 検疫

日本にない感染症が国内に持ち込まれないために、空港・港湾において実施される水際対策が検疫です。ヒトや物が国際間で移動するグローバル社会においては非常に重要です。

検疫法

熱帯・亜熱帯地域への旅行者の増加や食材流通の増加など、グローバル社会におけるヒトや物の国際間移動により、これまでにない感染症が国内に持ち込まれる可能性が高まっています。空港や港湾において、病原体に曝露した可能性がある者を監視し、感染症の侵入を阻止する水際対策が**検疫**であり、**検疫法**という法律により定められています（図11-8）。なお、検疫の対象は人だけではありません。貨物や食品添加物などの汚染についても調べられます（食品添加物は食品衛生法による）。検疫では、感染症法の一類感染症（エボラ出血熱、クリミア・コンゴ出血熱、痘そう〔天然痘〕、南米出血熱、ペスト、マールブルグ病、ラッサ熱）、新型インフルエンザ等感染症、その他の感染症として政令で指定されるものを対象とし、これらを**検疫感染症**といいます（図11-9）。その他感染症でこの数年で注目されたものには、デング熱とジカウイルス感染症（ジカ熱）があります。さらに、COVID-19は2020年2月1日に検疫感染症に指定されました。

　デング熱は、ネッタイシマカ、ヒトスジシマカによって媒介されるウイルス感染症（デングウイルス）です。ネッタイシマカは国内にはいませんが、第二次世界大戦中に南方の戦地から持ち込まれたヒトスジシマカによって、九州・関西などの西日本で流行しました。その後、長く国内での流行はありませんでしたが、2014年に約70年ぶりに国内感染例が確認され話題になりました（海外渡航者による輸入症例は毎年報告あり）。症状は、発熱を中心に頭痛、関節痛など。まれに重症化し、血圧低下や腹水の貯留などを来す例もあります（図11-10）。

　ジカウイルス感染症（ジカ熱）はデング熱と同様、ネッタイシマカやヒトスジシマカなどにより媒介され、性交渉でも感染します。ジカ熱の主な症状は、発熱、発疹、結膜炎、関節痛、筋肉痛、倦怠感、頭痛などです。ほとんどが軽症ですが、まれにギラン・バ

11

感染症対策

189

検疫法の目的（11-8）

わが国に常在しない感染症の船舶・航空機を介しての侵入防止・予防を行う業務（検疫は全国に設けられた検疫所が主体となって行う）

検疫法で指定されている感染症（検疫感染症）（11-9）

①感染症法の一類感染症：エボラ出血熱、クリミア・コンゴ出血熱、痘そう（天然痘）、南米出血熱、ペスト、マールブルグ病、ラッサ熱
②新型インフルエンザ等感染症
③その他の感染症
　政令で指定：ジカウイルス感染症、チクングニア熱、デング熱、中東呼吸器症候群（MERS）
※COVID-19は2020年2月1日に政令により指定

デング熱の症状（11-10）

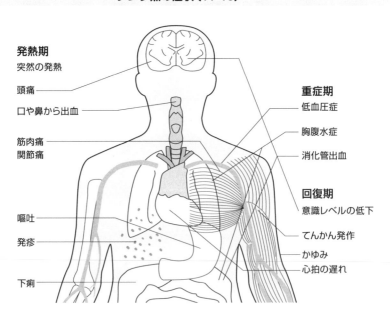

発熱期
突然の発熱
頭痛
口や鼻から出血
筋肉痛
関節痛
嘔吐
発疹
下痢

重症期
低血圧症
胸腹水症
消化管出血

回復期
意識レベルの低下
てんかん発作
かゆみ
心拍の遅れ

レー症候群を発症します。また、妊婦の感染例では出生児が小頭症などの障害を有する可能性が報告されています。2015年5月以降、中南米を中心に広がりました。 翌年にはリオデジャネイロ五輪が予定されていたことから、当時世界的な感染拡大が懸念されました。

● 隔離・停留 ●

　指定の感染症が検疫で発見された場合にとる措置が、「隔離」と「停留」です。隔離と聞くとちょっと怖い感じがしますね。停留は、ふだん聞きなれない言葉かもしれません。まず隔離について。検疫法は**隔離**を『感染者を感染症指定医療機関に入院委託する。緊急その他やむを得ない理由があるときは、検疫所長が適当と認める病院または診療所に入院委託する』と定めています。隔離は感染者に対する対策です。感染者を遠ざけることで感染拡大を防ぎます。当然、治癒または病原菌を保有していないことが確認されれば隔離は解除されます。

　一方、**停留**については、検疫法で『感染したおそれのある者を、期間を定めて感染症指定医療機関に入院委託し、病原体保有の有無を確認する。宿泊施設あるいは船舶内でも実施される』と定められています。停留の対象になるのは、感染者ではなくて感染の可能性のある者、例えば感染者の同行者などです。停留により、感染有無の確認を経過観察します。病原菌を保有していないことが確認されれば停留は解除されます。

11
感染症対策

Column　ダイヤモンド・プリンセス号での検疫

　COVID-19陽性者が確認されたことから、ダイヤモンド・プリンセス号が横浜港に停留したことは記憶に新しいと思います。乗員・乗客合わせて約3700人が船内に隔離されました。ここで、その経緯を簡単にまとめます。

　2020年1月20日にクルーズ船は横浜港を出港します。後に感染が確認される香港出身の男性はこの時に乗船しました。男性は1月25日に香港で下船し、2月1日に感染が確認します。これを受けてクルーズ船は2月3日の夜に横浜港に停泊、全乗員・乗客が検疫されました（COVID-19が検疫感染症に指定されたのが直前の2月1日です）。全乗員・乗客の下船が完了したのが3月1日であり、隔離・停留の期間は1ヵ月近くに及んだことになります。4月3日時点でのクルーズ船の感染者は712名（うち死亡者は11名）でした（厚生労働省資料より）。

11
4　予防接種

予防接種は感染成立の3要因の一つ、宿主に対するアプローチです。ここでは予防接種に関する法律や分類について概観します。そして集団免疫の考え方を理解しましょう。

● 予防接種法 ●

感染症の一次予防として重要なのが**予防接種**です。予防接種は、感染成立の3要因（p.179参照）のうち、宿主に対するアプローチの一つ。宿主の感染に対する抵抗力（免疫）を高めます。予防接種について定めている法律が**予防接種法**です。予防接種法は「伝染のおそれがある疾病の発生及びまん延を予防するために公衆衛生の見地から予防接種の実施その他必要な措置を講ずることにより、国民の健康の保持に寄与するとともに、予防接種による健康被害の迅速な救済を図ること」を目的としています。ワクチン接種では、少なからず副反応が起こる可能性があることから、予防接種法では「健康被害が起きたときの救済措置」についても定めています。

● 勧奨接種と任意接種 ●

予防接種には、予防接種法で定める**勧奨接種**と予防接種法によらない**任意接種**があります。勧奨接種には集団予防目的の**A類疾病**と個人予防目的の**B類疾病**があります（図11-11）。A類疾病は主に小児を対象とし、ヒト-ヒト感染したり、かかった場合の症状が重篤であったりするもので、発生と蔓延の予防に予防接種が必要であるとされるものです。ジフテリア、百日咳、破傷風、急性灰白髄炎（ポリオ）、麻しん（はしか）、風しん、日本脳炎、結核があり、2013年にはHib感染症、小児の肺炎球菌感染症、ヒトパピローマウイルス感染症が、2014年には水痘が、2016年にはB型肝炎が追加されました。なお、痘そう（天然痘）もA類疾患に指定されていますが、1980年にWHOにより根絶が宣言されたため、現在では予防接種は行われていません。B類疾病はインフルエンザ（高齢者）および2014年に追加になった高齢者の肺炎球菌感染症があります。BCGを除く勧奨接種は、自治体で委託された医療機関で実施されます。

　予防接種法によらない任意接種には、ロタウイルス、流行性耳下腺炎（ムンプス）、インフルエンザ、レプトスピラ症、A型肝炎、コレラ、狂犬病、黄熱があります。

勧奨接種の感染症（11-11）

A類疾病（集団予防目的）（主に小児を対象）

疾病	ワクチン
ジフテリア	DPT-IPV（四種混合ワクチン）
百日咳	
破傷風	
急性灰白髄炎（ポリオ）	
麻しん	MRワクチン
風しん	
日本脳炎	日本脳炎ワクチン
結核	BCGワクチン
Hib感染症	Hib（インフルエンザ菌b型）ワクチン
小児の肺炎球菌感染症	小児用肺炎球菌ワクチン
ヒトパピローマウイルス感染症	子宮頸がん予防ワクチン
水痘	水痘ワクチン
B型肝炎	B型肝炎ワクチン
痘そう（天然痘）	痘そうワクチン

B類疾病（個人予防目的）

インフルエンザ（高齢者）	インフルエンザワクチン
肺炎球菌感染症（高齢者）	成人用肺炎球菌ワクチン

11

感染症対策

● 集団免疫 ●

　公衆衛生では**集団免疫**という考え方が重要になってきます。集団免疫とはなんでしょうか。予防接種により社会に属する多くの人が免疫を獲得することで、免疫のない者と感染者の接触する確率が低下し、社会全体で感染症の流行が防止できる効果が集団免疫です。予防接種を受ける人が少ない社会では、感染は急激に広まりますが、多くの人が予防接種を受けている社会では感染機会はずっと少なくなります（図11-12）。

　例を挙げてみます。インフルエンザの予防接種はかつて**強制接種**の時期がありました（強制接種：1984〜1987年、準強制接種：1988〜1994年、以降任意接種）。1984〜1987年には全国の小中学生のほぼ100％が受けていました。その後、ワクチンの効果に疑問を呈する声があがりました。やがて任意接種に切り替わり、小中学生

集団免疫（11-12）

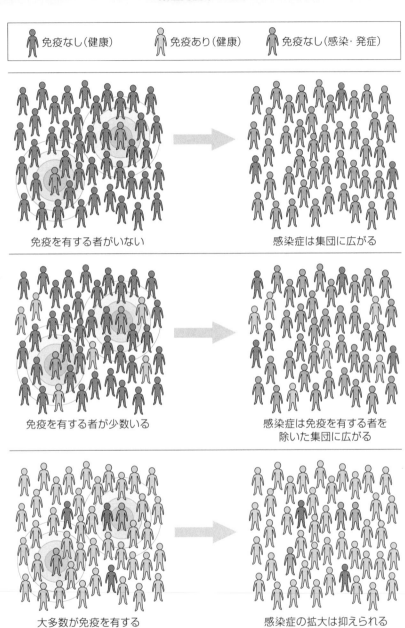

免疫なし（健康）　　免疫あり（健康）　　免疫なし（感染・発症）

免疫を有する者がいない　　　　　感染症は集団に広がる

免疫を有する者が少数いる　　　　感染症は免疫を有する者を
　　　　　　　　　　　　　　　　除いた集団に広がる

大多数が免疫を有する　　　　　　感染症の拡大は抑えられる

引用：National Institute of Allergy and Infectious Diseases (NIAID)

のワクチン接種割合は数%にまで激減しました。ライカート（Reichert）らの研究チームによれば、日本の高齢者のインフルエンザ・肺炎による死亡率が、強制接種の実施時期に低く、接種割合の低下と共に増加していることを「New England Journal of Medicine」に報告しています。予防接種によるメリットは予防接種をうける当人だけではありません。インフルエンザによって亡くなることの多い高齢者を間接的に守っています。

◉ Discussion ◉

1. かつて強制接種であったインフルエンザ予防接種は任意接種となり、受けるかどうかの判断は個人に委ねられている。しかし、集団免疫という考え方をもとに社会全体の利益という視点でとらえれば、強制接種を再開すべきだろうか。

2. ワクチンの予防効果は実感しにくい。疾病にならない状態が正常であり、将来起こらないことを効果として捉えづらいからである。一方で、ワクチン接種後の体調不良は、因果関係のあるなしに関わらず、ワクチンが原因とみなされやすい。これを踏まえれば、ときに世間に起こるワクチン不要論をどう捉えればよいのだろうか。

11

感染症対策

参考文献

・国立感染症研究所　（https://www.niid.go.jp/niid/ja/）
・編集：岡崎勲, 豊嶋英明, 小林廉毅　編, 標準公衆衛生・社会医学　第2版（医学書院）
・編集：医療情報科学研究所, 公衆衛生がみえる 2017-2018（メディックメディア）
・村中瑠子著, 10万個の子宮

| Column | 子宮頸がんワクチンの議論 |

日本では毎年約3000人の女性が**子宮頸がん**により亡くなっています。子宮頸がんの原因のほとんどは、**ヒトパピローマウイルス（HPV）**です。HPVは性交渉などで感染し、ほとんどが免疫により体外へ排除されますが、感染が持続すると子宮頸がんに進行すると考えられています。HPVには多様なタイプがあり、このうち、がんに進行しやすいタイプのHPVの感染を防ぐものが**子宮頸がんワクチン（HPVワクチン）**です。HPVワクチンは性交渉開始前の思春期に接種することが効果的とされ、2013年4月に12〜16歳の女子に対して公費接種となりました。しかし、ワクチン接種後に体調不良（けいれんなど）を訴える声が相次ぎ、日本では、積極的な接種推奨が控えられるようになりました。この結果、HPVワクチンの接種率は2002年以降生まれの女子で1%未満と先進国で最低となっています。

WHOは「HPVワクチンと種々の体調不良に因果関係を示すものは現時点においてなく、HPVワクチンは安全である」と結論付けています。また、国内でも種々の研究が行われ、有効性や安全性が確認されています。このような科学的な根拠をもとに、日本産婦人科学会は積極的推奨を求める声明を出しています。しかし、いまなお日本では積極的な接種推奨は控えられている状況です。もし、HPVワクチンが有効で安全であるとすれば、接種推奨が控えられている間に、子宮頸がんで多くの命と子宮を失ったであろうことは想像に難くありません。

医師でありジャーナリストの村中璃子さんは、日本人で初めて「ジョン・マドックス賞」という名誉ある賞を受賞し、その受賞スピーチの中で次のように述べています。

日本では毎年、3000の命と1万の子宮が失われている。

　母校北海道大学で講演をした際、ひとりの若い産婦人科医が私にこう尋ねた。

——僕たちだけあとどのくらい子宮を掘り続ければいいんですか。

　子宮を「掘る」、すなわち子宮を摘出するという意味だ。

　日本では国家賠償請求訴訟が終わるまでには10年を要するといわれる。また、訴訟が終わるまで、接種再開を決断できる首相や官僚は出ないだろうともいわれる。よって、もし子宮頸がんワクチン接種再開まであと10年を待つ必要があるとすれば、日本人の産婦人科医は、いったいいくつの子宮を掘りだせばいいのだろうか。

　答えは「10万個」だ。

　掘り出した10万個の子宮を想像してほしい。その持ち主である女性たち、そこから生まれ母を失った子どもたちを。そこから生まれてくるはずだった子どもたちを。

（村中璃子氏ジョン・マドックス賞スピーチおよび著書「10万個の子宮」より本人の許諾を得て掲載）

全文：https://note.mu/rikomuranaka/n/n64eb122ac396

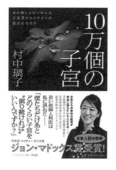

memo

食品衛生

人が健康に生きるために食は欠かすことができません。食について「食の安全」という視点で捉えるのが食品衛生です。この章では食品衛生に関する法律と食品衛生に深く関わる食中毒を中心に取り上げます。

食品衛生とは

食と健康に関して、様々な問題・課題が存在します。そのような問題・課題のうち、食品衛生が関わる部分はなんでしょうか。

食品衛生とはなんだろう？

　人は健康に生きるために、毎日欠かさずに食事をしています。「食」は健康の維持・増進だけではなく、生命維持にも欠かすことはできないものです。食品衛生について考える前に、まずは食について、特に"食に関する問題"にはどのようなものがあるかを考えてみましょう。

　食に関する問題としてまず挙げられるのは、「食べられない」という問題。つまり飢餓や栄養失調です。国連食糧農業機関（FAO）によれば、飢餓や栄養失調に苦しむ人は、2015年以降増加に転じ、世界人口の11%に当たる8億1500万人と報告されています（図12-1）。増加の原因は、この10年における紛争の増加と複雑化が背景にあり、さらに気候変動の影響が加わったと推察されています。

　飢餓や栄養失調で苦しむ人がいる一方で、食べ方による問題も存在します。日本においては、厚生労働省の平成28年国民健康・栄養調査によると、「糖尿病が強く疑われる者」は約1000万人、「糖尿病の可能性を否定できない者」を含めると約2000万人と推計され、平成9年と比べ増加しています（図12-2）。また、男性の31.3%、女性の20.6%が肥満（BMI≧25 kg/m²）であると報告されています。そして、このような食べ過ぎの問題だけではなく、ダイエットや偏った栄養の摂り方も公衆衛生で取り扱うべき重要な問題です。やせの者（BMI＜18.5 kg/m²）の割合は男性4.4%、女性11.6%であり、20歳代女性に限れば20.7%もの方がやせであると報告されています（図12-3）。

世界における栄養失調者の推移（12-1）

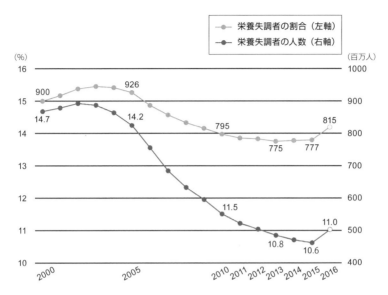

出典：世界の食料安全保障と栄養の現状 2017
(http://www.fao.org/state-of-food-security-nutrition/en/)

「糖尿病が強く疑われる者」、「糖尿病の可能性を否定できない者」の推計人数の年次推移（20 歳以上、男女計）（12-2）

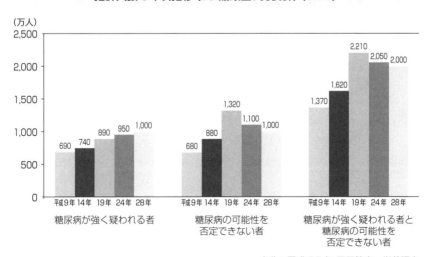

出典：平成 28 年 国民健康・栄養調査

肥満者（BMI ≧ 25 kg/m²）/やせの者（BMI ＜ 18.5 kg/m²）の割合の年次推移（20 歳以上）（12-3）

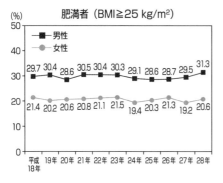

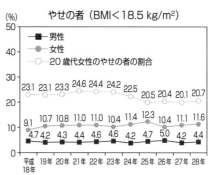

出典：平成 28 年 国民健康・栄養調査

　「食べられない問題」、「食べ方の問題」のほか、食の問題としてもう一つ重要なのが「食の安全の問題」です。例えば、食中毒、牛肉の産地偽装問題、野菜に残留する農薬、菓子パンや惣菜への異物の混入、冷凍食品への毒物の混入などです。食の安全が脅かされることで、人々の健康が損われます。これまでにも、食の安全を脅かす事件・事故が繰り返し起こってきました（図 12-4）。

　この章で取り扱う内容は、食に関する問題の中でも、「食の安全の問題」です。関連する法律や制度について紹介し、特に食中毒については、特徴を整理しつつ紹介していきます。

主な食に関する事件・事故（12-4）

1955年	ヒ素ミルク事件：粉ミルクに混入したヒ素による中毒事件
1958年	カネミ油症：米ぬか油の脱臭操作で用いたポリ塩化ビフェニル（PCB）が混入
2000年	雪印集団食中毒：乳製品（脱脂粉乳）に黄色ブドウ球菌が増殖
2008年	冷凍餃子中毒事件：中国製冷凍餃子に毒物が混入
2011年	東日本大震災 原発事故：食品中の放射線基準値が設定される（2012年に基準値は見直される）
2011年	牛ユッケ集団食中毒

食品衛生に関連する法律

食品衛生に関連する法律には、食品衛生法、食品安全基本法、食品表示法などがあります。中でも食品衛生法は、日本の食品衛生行政の根幹をなす法律です。

● 食品衛生法で定めるもの ●

　法律の話は、医療従事者にとっては興味をそそるものではないかもしれません。しかし、法律が制定・改訂される背景に、様々な公衆衛生的な事件・事情があります。このような背景を思い起こしながら、少しでも興味を持っていただければと思います。食品衛生に関わる法律には、食品衛生法、食品安全基本法、食品表示法などがあります。中でも食品衛生法は、日本の食品衛生行政の根幹をなす重要な法律ですので、まずは食品衛生法について見ていきたいと思います。

　食品衛生法は「飲食に関連する衛生上の危害発生の防止」を目的としています。飲食に関連するとは、食べ物・飲み物だけではなく、添加物、器具、容器包装なども法の対象に含まれるということです（図12-5）。表示、広告、検査、営業、さらに食中毒の届出がこの法で定められています。食中毒の届出についてはのちほど詳しく説明します（p.206参照）。食品衛生法は、その構成を見ると食品衛生に幅広く関わっていることがわかります（図12-6）。なお、食品表示については、食品表示法に一元化されたことから「販売の用に供する食品及び添加物に関する表示の基準については食品表示法で定める」と改訂されました（p.205参照）。

食品衛生法の対象（12-5）

食品（医薬品・医薬部外品を除く）　　　　　　添加物

ごはん　卵　牛乳・飲み物　肉　　　　　　　　添加物

器具　　　　　　　　　　　　　　　容器包装

皿　スプーン　ベルトコンベア　　　缶　カップラーメンの容器

食品衛生法の構成（12-6）

第1章　総則
第2章　食品及び添加物
第3章　器具及び容器包装
第4章　表示及び広告
第5章　食品添加物公定書
第6章　監視指導指針及び計画
第7章　検査
第8章　登録検査機関
第9章　営業
第10章　雑則
第11章　罰則

● 食品安全基本法、食品表示法 ●

食品に関連する法律には食品衛生法のほか、食品安全基本法、食品表示法があります。詳細については他書に譲りますが、**食品安全基本法**は、食品の安全の確保により、健康を保護することを目的とした法律です。BSE問題や食品産地偽装事件などをきっかけに改訂され、現在に至ります。この法律では、国・地方公共団体・事業者・消費者の責務と役割のほか、食品の健康影響評価（リスク評価）を行う機関「食品安全委員会」の設置について定めています。**食品安全委員会**は7名の専門家で構成され、科学的知見に基づきリスク評価を行います。

食品を選ぶ際に食品表示を参照する方は多いと思います。**食品表示法**は、食品表示について定める法律です。食品表示は、従来はJAS法、健康増進法、食品衛生法の3法で規制されており、非常に複雑でした。そこで、3法の食品表示に関わる規定を一元化し、消費者にとってわかりやすい表示を目指したのが食品表示法です。食品表示法は2015年4月に施行されました。

| Column | 牛海綿状脳症（BSE） |

牛海綿状脳症（BSE） は牛の脳に空洞ができ、スポンジ状になる牛の病気で、**狂牛病**とも呼ばれます。1986年（昭和61年）にイギリスで初めて確認されました。BSEの原因は、細菌やウイルスではなく感染性プリオン蛋白によるもの。BSEに感染した牛の肉骨粉が飼料として用いられることで、感染が拡大しました。若年者で発症する変異型クロイツフェルト・ヤコブ病（vCJD）とBSE感染牛との関連が指摘され、日本では2001年からBSE発生国からの牛肉の輸入が、翌年から牛の肉骨粉の使用が禁止されました。

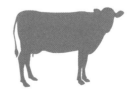

12

食品衛生

12
3 食中毒

毎年、2～4万人ほど食中毒が発生しています。ここでは、食中毒の分類や症状とその統計、そして予防や対策などについて概観します。

● 食中毒とは ●

4年ほど前に、筆者を含む家族4人（妻と子二人）がノロウイルスに感染しました。ノロウイルスについては後述しますが（p.215参照）、二枚貝を食べることで起こるウイルス性の食中毒で冬に流行します。当時、大学院に在籍していた筆者は、正月の実家帰省を早々に切り上げて修士論文発表の準備に追われていました。そのタイミングでの食中毒でした。帰省の際に食べた寿司が原因かもしれません。下痢・嘔吐と発熱でフラフラとなりながら修論発表を終えたのを記憶しています。個人的な経験から食中毒は割と身近に感じます。

脱線しましたが、毎年、2～4万人ほど食中毒が発生しています。集団発生する事例が定期的に報告されますので、食中毒対策は公衆衛生的に非常に重要だといえます。

あらためて、食中毒とはなんでしょうか。食中毒とは、「病原微生物やその生産物、有毒・有害な化学物質や動植物を摂取した結果生じる急性の健康障害」と定義されます（図12-7）。また、**食品衛生法**で、第五十八条「食中毒の届出基準」に食中毒の記載を見ることができます（図12-8）。「食品、添加物、器具若しくは容器包装に起因して中毒した患者若しくはその疑いのある者」とあります。飲食物を介して体内に取り込まれた病原体、有毒な化学物質などによって起こる健康障害が食中毒ということです。

また、「診断、検案した医師は直ちに（24時間以内）文書、電話または口頭により最寄りの保健所長に届け出ること」と届け出についても定められています。

食中毒の定義（12-7）

食中毒とは、病原微生物やその生産物、有毒・有害な化学物質や動植物を摂取した結果
生じる急性の健康障害をいう。ただし、同じ飲食物による健康障害でも、栄養障害、ガラ
スや金属片などが食品に混入することによって起きた危害や事故、あるいは餅などを喉
につまらせたことによる死亡事故等はこれに含めない。

（編著　一戸政勝 西島基弘ほか，
食品衛生学第5版　食べ物と健康、食の安全性，講談社，2016年）

食品衛生法による食中毒の届出基準（12-8）

【食品衛生法　第五十八条】
食品、添加物、器具若しくは容器包装に起因して中毒した患者若しくはその疑いのある
者を診断し、又はその死体を検案した医師は、直ちに最寄りの保健所長にその旨を届け
出なければならない。

● 食中毒の分類 ●

　食中毒と一言でいっても様々な種類があります。食中毒の分類の仕方にはいくつか
ありますが、一般的には、細菌性、ウイルス性、寄生虫、自然毒、化学物質に分類されま
す。また、細菌性食中毒は、さらに感染型と毒素型に分けることができます（図
12-9）。

12

食品衛生

食中毒の主な分類（12-9）

分類		主なもの
細菌性	感染型	腸炎ビブリオ、サルモネラ属菌、カンピロバクター、腸管出血性大腸菌、ウエルシュ菌、セレウス菌（下痢型）など
	毒素型	黄色ブドウ球菌、ボツリヌス菌、セレウス菌（嘔吐型）など
ウイルス性		ノロウイルスなど
寄生虫		アニサキス、サルコシスティス、クドアなど
自然毒		動物性食中毒（フグ毒など）、植物性食中毒（キノコ毒）など
化学物質		農薬、油脂過酸化物、重金属など

食中毒の発生状況

　では、これら食中毒がどのくらい発生しているか、統計を見てみましょう。食中毒の患者数は、これまで毎年2～4万人で推移していましたが、2017年は1万6464人と減少を示しています。食中毒の事件数は、2016年度は1014件で、近年同程度で推移しています（図12-10A）。死亡者数は2015年6人、2016年14人（腸管出血性大腸菌10人、自然毒4人）、2017年3人（ボツリヌス菌、腸管出血性大腸菌、自然毒が各1人ずつ）でした。

　食中毒の発生は季節変動があります。図を見ると冬季にはウイルス性の食中毒が多く、夏には**細菌性食中毒**が多いことがわかります（図12-10B）。ウイルス性のほぼすべてがノロウイルス（p.215参照）であり、夏に多い細菌性食中毒は腸炎ビブリオ（p.213参照）です。**腸炎ビブリオ**は海水内で生息し、夏に海水温の上昇により増殖します。日本人は魚介類を生食する習慣があるため、原因食品として最も魚介類が多くなります。食中毒を原因別に見ると、2017年では、事件数・患者数共に最も多いのはノロウイルス、次いでカンピロバクター※（p.211参照）でした（図12-10C、図12-10D）。

細菌性食中毒の分類

　前述のとおり、細菌性食中毒は**感染型**と**毒素型**に大別できます。感染型は食品とともに細菌を摂取することで生体を障害するものです。毒素型は食品内で細菌が産生する毒素により生体を障害するものです。感染型はさらに2つに分けられ、細菌が腸管粘膜を直接に障害する**感染侵入型**と腸管内で毒素を産生し生体を障害する**生体内毒素型**があります。感染型の生体内毒素型と区別するため、毒素型を**食品内毒素型**と呼んだりします。以上から、感染型（感染侵入型・生体内毒素型）、毒素型（食品内毒素型）それぞれの特徴をある程度推測できるのではと思います。

　一般的には、感染型では体内で細菌が増殖するため、発症までに時間がかかります（潜伏期間が長い）。また、増殖した細菌と体内免疫が戦うために発熱を起こします。一方、毒素型は細菌から産生された毒素により障害するため、比較的すぐに症状が表れます（潜伏期間が短い）。また、加熱処理で菌が死滅しても毒素が残っていて症状を起こることがあります。そして、症状が毒素によるものであることから、抗菌薬が無効です（図12-11）。

※**カンピロバクター**　家畜の腸管内の常在菌。

食中毒の統計（12-10）

A. 食中毒の発生状況

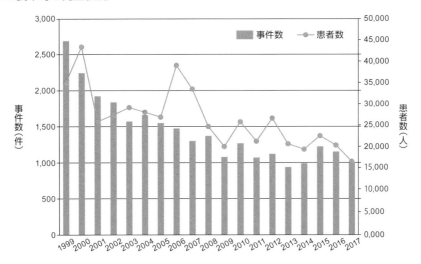

B. 食事中の月別発生状況

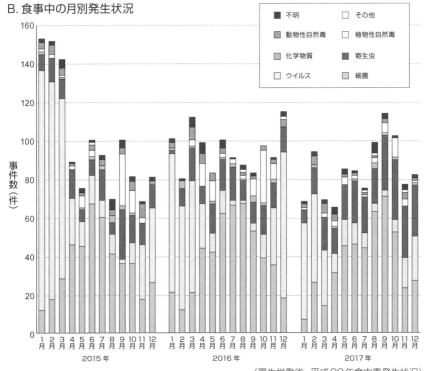

（厚生労働省，平成29年食中毒発生状況）

C. 病因物質別事件数発生状況（2017年）

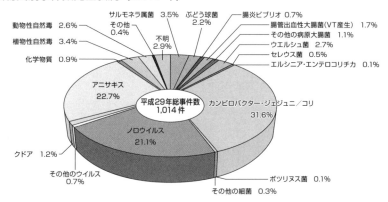

D. 病因物質別患者数発生状況（2017年）

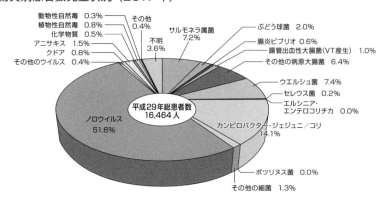

（厚生労働省，平成29年食中毒発生状況）

細菌性食中毒の特徴（12-11）

分類		特徴	主なもの
感染型 （広義）	感染侵入型（狭義の感染型）	発熱あり 潜伏期間長い	サルモネラ属菌，カンピロバクター， 腸管病原性大腸菌
	生体内毒素型（中間型）	食前加熱有効 抗菌薬有効	腸炎ビブリオ，ウエルシュ菌， 腸管出血性大腸菌，セレウス菌（下痢型）
毒素型（食品内毒素型）		発熱なし 潜伏期間短い 食前加熱無効 抗菌薬無効	黄色ブドウ球菌， ボツリヌス菌（食前加熱有効）， セレウス菌（嘔吐型）

● サルモネラ属菌食中毒（感染型；感染侵入型）●

　ここから、主な細菌性食中毒それぞれについて見てみます。まずは**サルモネラ属菌食中毒**です。**サルモネラ属菌**は家畜や鳥類の腸管内の常在菌。鶏卵や生肉などの摂取が原因となるほか、ミドリガメなどの爬虫類、ネズミの糞尿などへの接触も感染原因となります。潜伏期間は6〜48時間。下痢、発熱、腹痛、悪心、嘔吐などの症状を起こします。感染型であり、食前加熱による予防は有効です（図12-12）。

サルモネラ属菌食中毒（12-12）

原因細菌：*Salmonella* Enteritidis, *Salmonella* Infantis, *Salmonella* Typhimuriumuなどが代表的。グラム陰性桿菌、通性嫌気性。
感染経路：家畜、鳥類、イヌ、ネコ、爬虫類（ミドリガメ）などが保菌。汚染された卵・肉類の接種または手指を介しての経口摂取
症状　　：下痢（水様便が多い）、発熱、腹痛、悪心、嘔吐など
食前加熱：有効

● カンピロバクター食中毒（感染型；感染侵入型）●

　カンピロバクターは家畜の腸管内の常在菌です。生肉、特に鶏肉、生乳などが原因です。潜伏期間は2〜7日です。腹痛と下痢、発熱を起こします。下痢は、感染初期は水様便であり、重症化することで粘血便となります。サルモネラ属菌と同様に、食前加熱による予防は有効です（図12-13）。

カンピロバクター食中毒（12-13）

原因細菌：*Campylobacter* jejuni, *Campylobacter* coli グラム陰性桿菌、微好気性（酸素が少量存在する条件下で増殖する）
感染経路：ニワトリ、ブタ、ウシ、イヌ、ネコ、ハトなどの腸管に常在。菌は胆汁に耐性あり、胆汁中や肝臓内で生存するため、レバーの生食が感染源になることが多い（食品衛生法により牛レバーは2012年に、豚レバーは2015年に禁止）
症状　　：下痢（水様便が多い）、発熱、腹痛、悪心、嘔吐など
食前加熱：有効

◦ ウエルシュ菌食中毒（感染型；生体内毒素型） ◦

ウエルシュ菌は動物の腸管、土壌、水、食品など、自然界に広く存在します。嫌気性菌であり、複数のサブタイプが存在します。耐熱性の芽胞を形成するタイプでは、加熱調理に耐えることができます。大量調理により嫌気性条件になりやすいカレーやシチューなどが原因になります。生体内毒素型であり、生体内でエンテロトキシンを産生し、水様便、腹痛などを発症します。潜伏期間は6〜18時間です。「一晩寝かせたカレーが美味しい」と調理翌日に食べる方は多いかもしれません。ウエルシュ菌食中毒のリスクを考え、面倒でも冷蔵庫で保存し、食前には必ず加熱をしましょう（図12-14）。

ウエルシュ菌食中毒（12-14）

原因細菌：*Clostridium perfringens*　グラム陽性桿菌、偏性嫌気性

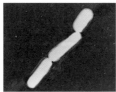

（国立感染症研究所 HP）

感染経路：カレー・シチューなどの大鍋料理を室温放置し、翌日再加熱しなかった場合
　　　　　などに発生
症状　　：水様便、腹痛
食前加熱：有効（電子レンジでの加熱は不十分）

◦ 病原性大腸菌食中毒（感染型；感染侵入型、生体内毒素型） ◦

ヒトの腸内に存在する大腸菌のうち、下痢性疾患の原因となるものが病原性大腸菌です。**病原性大腸菌**は様々なタイプがありますが、主に感染侵入型の**腸管病原性大腸菌**、**腸管組織侵入性大腸菌**、生体内毒素型の**毒素原生大腸菌**、**腸管出血性大腸菌**があります。腸管出血性大腸菌はO157が有名ですね。致死率が高いため、第三類感染症にも指定されています。病原性大腸菌食中毒は糞便に汚染された食品・飲水を摂取することで起こります（図12-15）。

病原性大腸菌食中毒（12-15）

分類		特徴
感染侵入型	腸管病原性大腸菌	原因細菌：Enteropathogenic *E. coli*; EPEC 症状　：悪心・嘔吐、下痢、発熱、急性胃腸炎症状 潜伏期間：12〜72時間
	腸管組織侵入性大腸菌	原因細菌：Enteroinvasive *E. coli*; EIEC 症状　：水様性下痢、血便、発熱、腹痛症状 潜伏期間：12〜48時間
生体内毒素型	毒素原生大腸菌	原因細菌：Enterotoxigenic *E. coli*; ETEC 症状　：エンテロトキシンによる下痢、急性胃腸炎症状 潜伏期間：12〜72時間
	腸管出血性大腸菌 （O157など）	原因細菌：Enterohemorrhagic *E. coli*; EHEC 症状　：ベロ毒素（VT）による血便、激しい腹痛、溶血性尿毒症症候群（HUS）。 潜伏期間：3〜5日

腸炎ビブリオ食中毒（感染型；生体内毒素型）

　腸炎ビブリオは海水内に生息します。7〜9月の夏季に多いのが特徴です。主に魚介類の生食により感染します。魚を生食する文化のある日本人では、夏季の細菌性食中毒として最も多いです。潜伏期間は6〜24時間。突然の水様便と上腹部痛が起こります。しばしば、発熱、嘔吐を起こすことがあります。食前加熱による予防は有効です（図12-16）。

腸炎ビブリオ食中毒（12-16）

原因細菌：*Vibrio parahaemolyticus*　グラム陰性桿菌

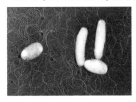

（国立感染症研究所 HP）

感染経路：海水、海泥、魚介類などに広く分布
　　　　　夏季の海産魚介類の摂取が原因となりうる
症状　　：水様便、上部腹痛が必発、しばしば発熱、嘔吐
食前加熱：有効

● 黄色ブドウ球菌食中毒（毒素型）●

黄色ブドウ球菌はヒトの皮膚、鼻腔、咽頭などの常在菌です。調理人の手指の化膿巣を介して、食品中で増殖します。例えば、弁当、にぎりめし、学校給食などです。産生される**エンテロトキシン**により腹痛、下痢、嘔吐などの症状を呈します。発熱はないことが多いです。潜伏期間は1〜6時間。エンテロトキシンは耐熱性であるため食前加熱は無効です。また、毒素型食中毒であるため、抗菌薬は無効です（図12-17）。

黄色ブドウ球菌食中毒（12-17）

原因細菌：*Staphylococcus aureus*　　通性嫌気性、グラム陽性球菌
感染経路：菌は健康人の皮膚、鼻粘膜、咽頭、皮膚、毛髪などに常在する。手指の化膿巣を介して食品を汚染し、食品内でエンテロトキシンを産生する。経口摂取により発症
症状　　：激しい嘔吐、急激な腹痛、下痢など。発熱はないことが多い
食前加熱：無効

● ボツリヌス菌食中毒（毒素型）●

ボツリヌス菌は、土壌細菌の一種。土壌だけでなく、湖泥、家畜・魚の腸管、糞便など広く自然界に分布しています。抗原性の違いにより7つのサブタイプが存在します。また、発症の仕方により食餌性ボツリヌス症と乳児ボツリヌス症に大別できます。食餌性ボツリヌス症は、ボツリヌス菌に汚染された食材の調理過程で、不十分な加熱調理によりボツリヌス菌に競合する他の細菌が死滅することで増殖し、食品中に毒素を産生するケースがあります。また、乳児ボツリヌス症は、ミツバチが採集したハチミツに芽胞が含まれ、経口摂取した乳児の腸内で発芽・増殖し、増殖過程で産生される毒素により発症するものです（生体内毒素型）。1歳未満の乳児でハチミツが禁止されているのはこの理由からです。

　潜伏期間は12〜36時間。主な症状は悪心、嘔吐、下痢などの消化器症状のほか、複視、眼瞼下垂（がんけんかすい）、嚥下困難、重篤例では呼吸筋麻痺などの神経症状を呈し、死亡に至ることがあります（致死率20〜30%）。菌自体は芽胞形成するため耐熱性ですが、毒素は易熱性であるため食前加熱は有効です。ただし、黄色ブドウ球菌と同様に毒素型食中毒であるため、抗菌薬は無効です（図12-18）。

ボツリヌス菌食中毒（12-18）

原因細菌： *Clostridium botulinum*　グラム陽性有芽胞桿菌

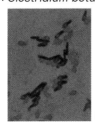

（国立感染症研究所 HP）

感染経路

食餌性ボツリヌス症：不十分な食材の加熱により増殖し、食品内で毒素を産生

乳児ボツリヌス症　：芽胞を含むハチミツを経口摂取することで、体内で毒素を産生

症状

食餌性ボツリヌス症：消化器症状（悪心、嘔吐、下痢）、神経症状（複視、眼瞼下垂、嚥下
　　　　　　　　　　困難、四肢麻痺、重篤例で呼吸筋麻痺）

乳児ボツリヌス症　：便秘、全身の筋力低下、脱力状態、哺乳力の低下、泣き声が小さく
　　　　　　　　　　なる、無表情、頸部筋肉の弛緩により頭部が支えられなくなる等。
　　　　　　　　　　まれに死亡することもある

食前加熱　　　　　：有効（毒素は易熱性）

● ウイルス性食中毒 ●

　さて、ここからはウイルス性食中毒について見ていきます。ウイルス性食中毒には、**ノロウイルス**のほか、**サポウイルス**、**ロタウイルス**、**A型肝炎ウイルス**、**E型肝炎ウイルス**などがあります（図12-19）。しかしながら、前述した統計を見てみますと（図12-10C）、ウイルス性食中毒のほぼすべてがノロウイルスであることがわかります。

　ノロウイルス食中毒は、ノロウイルスがカキなどの二枚貝の中腸腺に蓄積し、それを生食することで発症します。このほか、感染者の排泄物・嘔吐物などへの接触や飛沫による二次感染で発症することもあります。ウイルスは通年で存在しますが、発症は冬季が中心です。症状は悪心、嘔吐、水様性下痢、腹痛などのほか、頭痛や発熱を伴うこともあります。潜伏期間は24〜48時間です。防止策は手洗いの励行のほか、器具や食品に付着したウイルスの除去です。器具は次亜塩素酸ナトリウムによる消毒、食品は85〜90℃、90秒間の加熱により処理することでウイルスを死滅させることができます。

12

食品衛生

ウイルス性食中毒（12-19）

ウイルス名等	ウイルスの特徴	潜伏期・症状	特徴	予防法等
ノロウイルス	RNAウイルス（約7,500塩基）遺伝子群ⅠとⅡに分類	24～48時間 嘔吐・下痢、発熱・倦怠感、頭痛	冬に多発 患者から約1ケ月間ほどウイルスが排泄 感染力がきわめて高い 消毒用アルコールは効果が低い	ワクチン無 迅速診断キット有り
サボウイルス	RNAウイルス（約7,500塩基）			ワクチン無
ロタウイルス	RNAウイルス（約18,500塩基）A～G群に型別、人はA～C群に感染 A群が最も多い	24～27時間 嘔吐・下痢（白色便）乳幼児で多発、まれに重症化（脳炎）大人は抗体を保有しているので感染することは少ない	秋から冬に多発 患者から約1ケ月間ほどウイルスが排泄 感染力がきわめて高い 消毒用アルコールは効果が低い	経口ワクチン有 迅速診断キット有
A型肝炎ウイルス	RNAウイルス（約7,500塩基）界面活性剤、エーテル、pH3程度の酸、温度、乾燥に対して抵抗が強い	2～6週間 黄疸症状、灰白色便、発熱、下痢、腹痛、吐き気・嘔吐、全身倦怠感	春～初夏に多発 発展途上国からの帰国、汚染輸入食材の喫食で発症 消毒用アルコールは効果が低い	ワクチン有 血中IgM-HAV抗体検査 迅速診断キット有
E型肝炎ウイルス	RNAウイルス（約7,000～7,300塩基）遺伝子型Ⅰ～Ⅳに型別 日本は遺伝子型Ⅲ型が分布	潜伏期間は15～50日 症状はA型肝炎に類似 妊婦が罹患すると劇症肝炎等重症化	発展途上国からの帰国、汚染輸入食材の喫食で発症 日本では野生のシカ、野生イノシシ、ブタの生食で発症 消毒用アルコールは効果が低い	ワクチン無 血中IgM-HAV抗体検査

（編著　一戸政勝 西島基弘ほか,食品衛生学第5版　食べ物と健康、食の安全性,講談社,2016年）

● フグ毒による食中毒 ●

　自然毒による食中毒には動物性と植物性があります。**動物性食中毒**の主なものとして**フグ毒**が挙げられます。主成分は**テトロドトキシン**で、食物連鎖によりフグの体内に蓄積されます。卵巣・肝臓は特に毒素が強いため、食用は禁止されています。フグ中毒は食後20分から3時間ほどで発症し、まずは口唇、舌、指のしびれを生じます。重症例では、四肢の麻痺、歩行困難、血圧低下、意識困難となり、呼吸麻痺により死亡します。テトロドトキシンは耐熱性であるため食前加熱は無効です。また治療は特効薬がなく、胃洗浄、輸液、人工呼吸などの対処法のみです。

貝毒による食中毒

このほか動物性食中毒として**貝毒**による食中毒があります。主には、フグ毒と同様の麻痺性症状を生じる**麻痺性貝毒**と下痢を主症状とする**下痢性貝毒**があります。いずれも生物濃縮により毒素がホタテガイなどの二枚貝に蓄積し、摂食することにより生じます（図12-20）。

貝毒による食中毒（12-20）

	貝の種類	症状	特徴
麻痺性貝毒	ホタテガイ、アサリ、マガキなどの二枚貝	フグ中毒と同様。食後30分〜3時間で発症し、口唇、舌、指先のしびれを生じ、重症例で運動失調、吐き気、嘔吐など、呼吸麻痺を生じ死亡する	生物濃縮により蓄積する。単一の成分ではなく、サキシトニン群、ゴニオトキシン群、プロトゴニオトキシン群などがあり、種類により毒力は異なる
下痢性貝毒	ホタテ、イガイ、アサリ、コタマガイ、チョウセンハマグリ、ムラサキガイなどの二枚貝	食後4時間以内に発症する。主に下痢。ほか、吐き気、腹痛などの消化器系障害を生じる。3日程度で回復し、これまで死亡例は報告されていない	生物濃縮により蓄積する。単一の成分ではなく、オカダ酸、ディノフィシストキシン群、ペクテノトキシン群、イエッソトキシンなどがある

毒キノコによる食中毒

植物性食中毒には、主に**毒キノコ**による食中毒があります。日本では昔からキノコ狩りが楽しまれてきましたが、毒キノコを間違って摂食し起こる食中毒が毎年報告されています。摂食するキノコによって症状が異なります。**ツキヨタケ**、**クサウラベニタケ**では胃腸症状として嘔吐、下痢などの症状が見られます。また、**ベニテングタケ**では副交感神経刺激症状が、**タマゴテングタケ**、**ドクツルタケ**では激しいコレラ様の下痢と腹痛、嘔吐などが見られ、肝・腎機能障害を生じ、死亡することもあります（図12-21）。

12

食品衛生

毒キノコ（12-21）

タマゴテングタケ

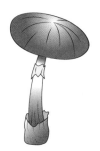

ドクツルタケ

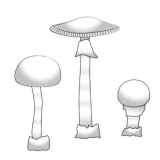

🌀 Discussion 🌀

1. 7月下旬、ある飲食店で利用客の中から上部腹痛と水様性下痢を訴える患者が現れた。これら患者は、共通して刺身、焼き魚等を注文していることがわかった。原因菌として考えられるものはなんだろうか。

2. 50歳代男性、早朝から腹痛、嘔吐、下痢などの消化器症状を主訴に来院した。昨晩の夕食はすき焼きと生卵であった。原因菌として考えられるものはなんだろうか。

3. 40歳代女性、町内運動会で持参したおにぎりを食べた2時間後に、激しい嘔吐、急激な腹痛、下痢を起こした。発熱はない。原因菌として考えられるものはなんだろうか。

参考文献

・Food and Agriculture Organization of the United Nations, How close are we to #ZeroHunger?（http://www.fao.org/state-of-food-security-nutrition/en/）
・厚生労働省，平成28年 国民健康・栄養調査
・厚生労働省，平成28年 食中毒発生状況
・国立感染症研究所 （https://www.niid.go.jp/niid/ja/）
・編集：岡崎勲，豊嶋英明，小林廉毅 編，標準公衆衛生・社会医学 第2版（医学書院）
・編著：一戸政勝，西島基弘ほか，食品衛生学第5版 食べ物と健康、食の安全性（講談社）
・編集：医療情報科学研究所，公衆衛生がみえる 2017-2018（メディックメディア）

栄養

　　私たちが生命を維持し、健康な生活を送るために適切な栄養摂取は欠かせません。現在、日本において展開されている栄養に関する施策として、食事摂取基準、国民健康・栄養調査、食生活指針、食事バランスガイドなどを紹介します。特に食事摂取基準について、国民が適切に栄養を摂取できるよう発信される「根拠に基づいたメッセージ」が、どのように作られるのかを学びます。

栄養に関する施策

> 栄養摂取は生命の維持だけでなく、健康な生活を送る上でも欠かせません。公衆衛生においても、運動や休養と共に健康づくりを語る上で欠かせない分野として注目されています。日本における栄養に関する施策の概要についてまとめます。

● 健康増進法と栄養 ●

健康増進法は生活習慣病の予防を念頭に、国民が自身の健康状態の維持増進に取り組むことを目指しています。国民の健康の向上を図る一つの方法として、栄養状態の改善も組み込まれています。基本方針として定められた「**健康日本21**」でも栄養に関する到達目標が設定されており、代表的なものに、適正体重の維持、食塩摂取量の減少、野菜・果物の摂取量の増加などがあります。このような目標を達成する基礎活動として、国民の栄養摂取量のモニタリング、目指すべき栄養状態の設定がなされています（図13-1）。

健康増進法を根拠とする栄養に関する施策（13-1）

健康日本21	・健康増進に向けた栄養や関連する生活習慣に関する目標
国民健康・栄養調査 （第十条）	・国民の栄養摂取状態、生活習慣の評価 ・健康日本21の評価などの基礎資料
食事摂取基準 （第十六条の二）	・厚生労働大臣が定めるエネルギーと33種の栄養素の摂取基準 ・不足や過剰、生活習慣を予防するための栄養素レベルの摂取目標

　国民の栄養状態のモニタリングとして、健康増進法のもとで「**国民健康・栄養調査**」が行われています。体格の指標や栄養摂取状態に加え、国民の生活習慣の状況が調査されています。「健康日本21」の基礎資料となると同時に、評価指標としてもその結果が活用されます。国民健康・栄養調査は、層化無作為抽出された1都道府県あたり10地区に居住する世帯、および世帯員に行われる調査です。栄養摂取状況調査は日曜祝日を除く1日間で摂取された食品を秤量し（不可の場合は目安量）、記録することで栄養素摂取量を求めます（**半秤量式食事記録法**）。

　目指すべき栄養摂取状態の基準を示すものが、食事摂取基準です。5年ごとに見直しが行われ、健康の保持・増進を図る上で摂取することが望ましい栄養素の量の基準が、性・年齢階級別に示されています。

　また栄養摂取に関する国民に向けた周知としては、「**食生活指針**」（図13-2）や「**食事バランスガイド**」（図13-3）などがあります。これらは厚生労働省と農林水産省により作成されました。

　加えて、平成17年に施行された**食育基本法**をもとに、食に関する知識の向上と健全な食生活を実現することができるよう、子どもたちへの教育を中心に社会全体で食を見直す取り組みが始まりました。

　このように、国民が健康を維持増進できるよう、栄養に関するモニタリングと目標の設定がなされ、知識や認識の向上を目指した施策が重層的に展開されています。

食生活指針（大項目のみ抜粋）（13-2）

・食事を楽しみましょう
・1日の食事のリズムから、健やかな生活リズムを
・適度な運動とバランスのよい食事で、適正体重の維持を
・主食、主菜、副菜を基本に、食事のバランスを
・ごはんなどの穀類をしっかりと
・野菜・果物、牛乳・乳製品、豆類、魚なども組み合わせて
・食塩は控えめに、脂肪は質と量を考えて
・日本の食文化や地域の産物を活かし、郷土の味の継承を
・食料資源を大切に、無駄や廃棄の少ない食生活を
・「食」に関する理解を深め、食生活を見直してみましょう

13

栄養

食事バランスガイド（13-3）

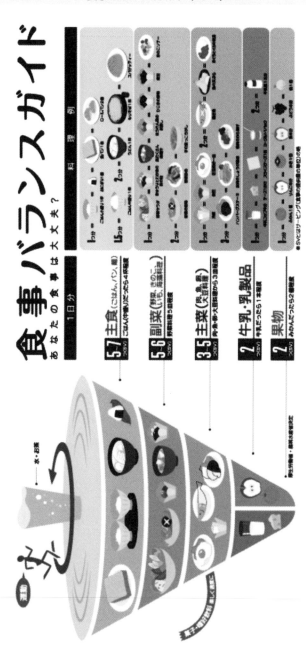

食品をイラストで示し、食品群相互の量的バランスの目安が示されている。

13
2 日本人の食事摂取基準

生命や健康の維持に適切な栄養摂取は欠かせません。それでは、どの程度の摂取が適切なのかはどのように見込まれるのでしょうか。日本人集団が目指す栄養状態を達成するための基準として、日本人の食事摂取基準（以下、食事摂取基準）が定められています。

一日分のビタミン・ミネラル？

野菜不足や食べすぎを気にしていると、買い物の際も気をつけて食品を選ぶようになってしまいます。コンビニやスーパーなどで目にする食品には、「1日分のビタミンがこれ1本で！」や「不足するビタミンやミネラルをサポート」などの文句が強調されており、よく見てみようとつい手が伸びてしまいます。

ところで、この「1日分」は誰がどのように何をもって決めたのでしょうか。そして、この「1日分」に満たない場合、過剰になった場合、どのようなことが起こるのでしょうか。そもそも、この「1日分」が自分の摂取すべき量だといえるのでしょうか。

多くの食品はこのような強調表示を**食事摂取基準**に基づいて記載しています。さて、「食事摂取基準」とは、どのようなものなのでしょうか。

食事摂取基準とは

食事摂取基準とは、日本人が健康の保持・増進を図る上で摂取することが望ましい栄養素の量の基準を示したものです。健康増進法に基づき厚生労働大臣が定めたエネルギーと、33種の栄養素について摂取が求められる量が記載されています。この摂取が求められる量は、成人についてだけでなく、乳児、小児、妊婦・授乳婦、高齢者といった、ライフステージや対象特性に対応した基準や理解についても記載されています。

また、発症予防や悪化防止を念頭に、代表的な生活習慣病と栄養摂取の関連についての記載もあり、軽度の生活習慣病を持つ人々にも役立つ情報がまとまっています。これらの特徴から、日本における食事・栄養に関する包括的なガイドラインとして保健医療福祉の現場で広く活用されています。

13

栄養

223

● 食事摂取基準で用いられる指標 ●

　栄養の摂取と健康との間には様々な関係性があります。例えば、不足すると健康を害する場合や、過剰に摂取すると毒性を生じる場合などがあります。また、生活習慣病の予防を考えると、維持したい摂取の範囲という考え方もあります。

　食事摂取基準では、このような関係性に応じたいくつかの指標を各栄養素に対して性・年齢階級別に設定しています。

・**推定平均必要量**は、不足を回避する目的で設定されます。不足のリスクが50%（集団の場合50%の人々が不足）と考えられる摂取量として設定されます。

・**推奨量**も同様に、不足を回避する目的で設定されています。不足のリスクが2～3%（2.5%程度）と考えられる摂取量として設定されています。この量を摂取している場合、ほとんどの人が充足している状態と理解されます。

・**目安量**は、不足を回避する目的で設定されますが、推定平均必要量や推奨量を算定するのに十分な科学的根拠が得られない場合に設定されます。良好な健康状態を維持するのに十分な量として理解されます。この量以上を摂取している場合、不足のリスクはほとんどないと理解されます。

・**目標量**は、生活習慣病を予防するために、現在の日本人が当面の間目標とするべき摂取量やその範囲として設定されています。食物繊維、ナトリウムやカリウム、エネルギー産生栄養素バランス（総エネルギー摂取量に占める、たんぱく質、脂質、炭水化物からのエネルギーのバランス）などで設定されています。

・**耐用上限量**は、過剰摂取による健康障害の防止を目的に設定されています。過剰摂取により健康障害を起こさない最大限の量として設定され、耐用上限量を上回るほどリスクが上昇すると考えられます。

　これらの指標を保健指導や栄養計画に用いる際は注意が必要です。それは、個人と集団とでアセスメントや栄養計画に用いるべき指標が異なるからです。個人の場合、栄養素の不足のリスクは、アセスメントで得られた摂取量が推定平均必要量や推奨量、目安

量と比べてどの程度なのかで判断されます。推奨量に満たない場合はそれを上回るように、目安量付近かそれ以上であればその状態を保てるように介入がなされます。一方で、集団において不足のリスクを判断する際には、推奨量は使用されず、推定平均必要量や目安量が使用されます。摂取量の分布を確認し、集団において推定平均必要量を下回る人の割合＝集団内の不足者の割合として考えることができます（**カットポイント法**）。集団において推奨量を下回る人の割合を求めても、不足している人の割合よりも大きな値となり、実際にどの程度の割合で不足しているのかの判断材料にはなり得ません。集団の栄養計画では推定平均必要量を下回る人の割合を少なくすることが目標とされます。集団の摂取量の中央値が目安量付近であれば、その状態が保てるような栄養計画がなされます。目安量を下回ったとしても、それが不足を表すかどうかは判断することはできません。

　まとめると、個人を対象とした場合は推奨量の摂取をすすめ、集団を対象とした場合は、不測の評価および改善に向けた計画も推定平均必要量を用います。栄養素ごとに多くの指標が用いられるため、すべてを覚えるのは困難かもしれません。そのような場合は、少なくとも推定平均必要量がどの程度かをチェックしておくことが大切です。推奨量が「推定平均必要量×算定係数」により求められることを知っておけば、対象が集団でも個人でも栄養計画への道筋をスムーズに示すことができます。

代表的な栄養素と摂取基準

　食事摂取基準に特定のエネルギー摂取量を推奨する記述はありません。食事アセスメントでエネルギー摂取量を正確に推定することは困難であるため、食事摂取基準では体重やBMIの増減をエネルギー摂取量の収支バランスを示す指標として用いています。一定の期間で体重やBMIの変化がない場合、エネルギー必要量と消費量がちょうど釣り合った状態だと考えられます。身体活動量に変化がないにもかかわらず体重やBMIが増えたり減ったりした場合、それはエネルギー摂取量が増えたり減ったりした結果だととらえることができます。

　さて、食事摂取基準では、成人の目標とするBMIの範囲を年齢区分ごとに3つ示しています（図13-4）。これらは、総死亡率が最も低くなる範囲として、観察的疫学研究の結果をもとに設定されたものです。太りすぎに注意が必要であることはもちろんですが、より注目すべきは高齢者でやせすぎが問題になることです。虚弱の状態に至らないように低栄養を避ける栄養管理の必要性が示されています。

13

栄養

食事摂取基準に記載される目標とするBMI（13-4）

18〜49歳：18.5〜24.9 kg/㎡
50〜69歳：20.0〜24.9 kg/㎡
70歳以上：21.5〜24.9 kg/㎡

　高齢者の場合、研究結果からは22.5〜27.4kg/㎡の範囲で総死亡率が低くなるということがわかっています。しかし、現在の日本人高齢者のおよそ70%がBMIが24.9kg/㎡以下を下回っているとされており、目標範囲にいたるには相当の体重増加が求められます。一方で、急激な体重増加は生活習慣病の予防の観点から勧められることではありません。そのため、当面目標とする範囲として21.5〜24.9kg/㎡が設定されています。

　また、エネルギーを産生する栄養素のうちアルコールを除くたんぱく質、脂質、炭水化物については、総エネルギー摂取量に占める産生するエネルギーの割合（%エネルギー）の目標量が示されています（図13-5）。そのうちたんぱく質は不足を予防するための推定平均必要量が設定されており、推奨量以上かつ過剰とならない量を考慮し、13〜20%エネルギーとされています。脂質では**必須脂肪酸**（n-3系、n-6系脂肪酸）の不足の予防から20%を下限に設定できる根拠はあるものの、上限を30%から下の値にできる根拠がまだ十分でないため、20〜30%と設定されています。また、心筋梗塞の発症にかかわる**飽和脂肪酸量**には7%未満と目標量が設定されています。不足しづらい炭水化物はたんぱく質と脂質の目標量を定めた残りとして、50〜65%として設定されます。これらエネルギー産生栄養素の摂取は、他の栄養素の摂取にも影響を与えるものです。まだ根拠の十分でない分野でもあるため慎重な適用が求められます。

　和食を中心に食べる日本人の最大の弱点が、**ナトリウム摂取量**の過剰です。ナトリウムの過剰は高血圧や胃がんの発症リスクを高めることが知られています。ナトリウムは食物に元来含まれているものを除けば、そのほとんどを食塩として摂取しています。そのためナトリウム摂取量の低減は食塩摂取量の低減、すなわち**減塩**と呼ばれます。世界保健機構（WHO）は、減塩の目標として5g/日未満を推奨しています。しかし、国民健康・栄養調査による日本人集団の平均的な摂取量はおよそ10g/日と大きく乖離しています。そのため、段階的な減塩を目指すための目標量として男性8g/日、女性7g/日が設定されています。

　その他にも、多くの栄養素で摂取の基準が示されています。日本人集団の通常の食事内容であれば不足が問題にならないことがほとんどです。食事摂取基準で示された指標は、習慣的な摂取量の指標です。今日一日その摂取量に満たなかった、あるいは過剰であったとして健康を害することはほとんどないでしょう。しかし、世代による食習慣のゆるやかな変化によりその特徴が変わったり、災害などで摂取できる食品が限られたりすることによる習慣的な摂取量の変化から、栄養素の不足のリスクが生じることも考えられます。栄養素の欠乏症は決して昔の話ではなく、現代の日本でも十分に起こり得るものです。推定平均必要量が示された栄養素については欠乏症の存在を忘れずに、いざというときは食事摂取基準を片手に栄養摂取状態のアセスメントと必要な栄養計画ができるよう心がけましょう。

栄養素ごとの推定平均必要量または目標量の有無（13-5）

	推定平均必要量の設定	目標量の設定	備考
たんぱく質	○	○ （%エネルギー）	欠乏でカシオコア。生体を維持するのに必要
脂質		○ （%エネルギー）	必要な脂肪酸の摂取を満たし、過剰による冠動脈疾患リスク上昇を予防する範囲を設定
飽和脂肪酸		○	過剰で心筋梗塞発症リスクの上昇
炭水化物		○ （%エネルギー）	たんぱく質と脂質の数値を考慮して設定
食物繊維		○	摂取により多くの生活習慣病に予防的にはたらく
ビタミンA	○		不足で視覚障害、免疫機能の低下
ビタミンB$_1$	○		不足で脚気、ウェルニッケ-コルサコフ症候群
ビタミンB$_2$	○		不足で成長抑制、皮膚粘膜疾患
ナイアシン	○		不足でペラグラ発症
ビタミンB$_6$	○		不足で神経障害、ペラグラ様症候群など
ビタミンB$_{12}$	○		不足で末梢神経障害、巨赤芽球性貧血など

13

栄養

（次ページに続く）

葉酸	○		不足で巨赤芽球性貧血、特に妊娠中の不足で胎児の神経管閉鎖障害、無脳症
ビタミンC	○		充足で抗酸化作用、心血管疾患予防作用、不足で壊血病
ナトリウム		○	過剰で高血圧、胃がん発症リスク↑
カリウム		○	摂取により高血圧に予防的にはたらく（腎障害を伴う場合は摂取を避ける）
カルシウム	○		骨量の維持に必要
マグネシウム	○		不足で低マグネシウム血症（嘔吐、眠気、脱力感、筋肉の痙攣など）
鉄	○		不足で貧血、無力感、食欲不振など
亜鉛	○		不足で皮膚炎や味覚障害など
銅	○		不足で、貧血、白血球減少、骨異常、成長障害など
ヨウ素	○		ヨウ素欠乏で甲状腺機能の低下。妊娠中は特に死産、流産、先天性甲状腺機能低下症の発生と関連する
セレン	○		不足で克山病、カシン・ベック病など
モリブデン	○		先天性の欠乏では脳萎縮、痙攣、精神遅滞など。多くは新生児期に死亡

◦ 食事摂取基準の発展と課題 ◦

　食事摂取基準は多くの栄養疫学研究の結果に基づいて設定されています。現在発表されている「**日本人の食事摂取基準2020**」の使用期限は5年間と定められています。常に最新の知見に基づいた摂取基準とするためです。「日本人の食事摂取基準2015」から50歳以上の年齢区分の変更が行われ、その他に病気や怪我の予防のためビタミンDの目安量の引き上げや、食塩の目標量の引き下げなど、多くの項目が変更されています。また、次回の発表までにシステマティックレビューの手法により関連する栄養疫学研究の論文が網羅的に収集され、読み込まれます。これらの情報をもとに専門家らによる議論を経て、日本人集団の栄養摂取状態等の現状を考慮した新たな摂取基準が設けられました。

　日本人集団の栄養摂取の進むべき方向性が示されるわけですから、大きな失敗があっては困ります。しかし、科学的な根拠と専門家らによる議論に至る前段階にはまだまだ課題も多く存在します。大きな課題として、日本人集団を対象とした栄養疫学研究が少ないことが挙げられます。例えば、小児の摂取基準は成人の摂取基準を外挿して設定されています。これは日本人小児を対象とした栄養疫学研究の不足により、小児に対する摂取基準の設定が困難であることを意味しています。もちろん海外の優れた研究結果も非常に参考になります。生物学的に考えて日本人集団にも当てはまると考えられる場合は、日本人の食事摂取基準の設定にも活用されます。日本人集団の食習慣や食環境に則したより確かな摂取基準を設定するためには、日本人集団に対して実施された栄養疫学研究の多くの積み重ねによる知見が必要不可欠です。

　食事摂取基準には、根拠の不足により基準の設定ができなかった場合は、そのことが明記されています。すなわち、栄養疫学研究の発展のためのテーマがいたるところに散りばめられているということです。「摂取基準のこの部分はあくまでも外挿の値だから」と一歩退いて眺めるよりは、「じゃあ私たちの地域ではどうなっているのか、もう少し詳しく調べてみよう」と挑戦してみるのもよいかもしれません。

　私たちは健康に関する情報を多く手に入れたいと願いますが、自分に役立つ確かな情報は、結局のところ自分や自分と同じ社会で生活している人々を調べたものからしか得られません。栄養を通してみても行き着くところは「私たちはどのような社会を目指しているのか」という問いになり、そのために「私たちの社会は現在どのような姿なのか」を理解することが公衆衛生活動のスタートラインになります。

13
栄養

◉ Discussion ◉

1. ある1日を対象として、自分がその日に食べたものをすべて書き出してみよう。その体験をもとに、「どの栄養素をどの程度食べたか」を調べることにどのような難しさがあるのか考えてみよう。

2. 国民健康・栄養調査は1日のうちに食べたものを記録する方法で食事内容を評価する。平成6年までは3日間の食事の記録が行われていた。1日の調査と3日の調査では、それぞれにどのような利点、欠点があるだろうか。

3. 食育基本法には、『子どもたちが豊かな人間性をはぐくむために「食」が重要である』との記載がある。この記載に賛成か、反対か。

4. 食生活指針には、『日本の食文化や地域の産物を生かし、郷土の味の継承を』とある。日本の食文化＝和食の健康面での長所や短所にはどのようなものがあるだろうか。

5. 「日本人の食事摂取基準」には、なぜ「日本人の」という表記が必要なのだろうか。

参考文献

・厚生労働省ホームページ
・農林水産省ホームページ
・日本人の食事摂取基準　2015年版（第一出版）
・わかりやすいEBMと栄養疫学（同文書院）
・公衆衛生がみえる 2017-2018（メディックメディア）

index

索引

索引

231

索引

索引

235

索引

237

memo

●著者紹介

上地　賢（うえち　けん）

東邦大学　健康科学部　講師。東京大学大学院　医学系研究科公共健康医学
専攻修了、東京大学大学院　医学系研究科健康科学・看護学専攻修了。公衆
衛生学修士（専門職）、博士（保健学）。
Chapter2、6、7、8、13を担当

安藤　絵美子（あんどう　えみこ）

元大阪大学　大学院医学系研究科環境医学　特任助教。東京大学大学院医学
系研究科公共健康医学専攻修了、東京大学大学院医学系研究科健康科学・
看護学専攻満期退学。NPO法人Child　First　Lab.理事。完全禁煙飲食店
応援サイト「ケムラン」運営委員。
公衆衛生学修士（専門職）・博士（保健学）。
Chapter1、3、4、5、9、10を担当

雑賀　智也（さいか　ともや）

メディカルライターズネット代表、千葉大学客員研究員
メディカルライター・薬剤師
東京大学大学院医学系研究科公共健康医学専攻修了。公衆衛生学修士（専
門職）
主な著書に、『薬局の現場ですぐに役立つ　服薬指導のキホン』、『看護の現
場ですぐに役立つ　地域包括ケアのキホン』、『看護の現場ですぐに役立つ
人体のキホンと名前の図鑑』（以上、秀和システム）、『大腸がん　最新標準治
療とセカンドオピニオン』（ロゼッタストーン）等がある。
メディカルライターズネットHP：
http://medicalwriting.wixsite.com/medical-writers-bank
Chapter11、12、コラムと全体コーディネートを担当

図解入門 よくわかる
公衆衛生学の基本としくみ[第2版]

発行日	2020年 6月20日	第1版第1刷
	2024年11月11日	第1版第4刷

著 者　上地 賢／安藤 絵美子／雑賀 智也

発行者　斉藤 和邦
発行所　株式会社 秀和システム
　　　　〒135-0016
　　　　東京都江東区東陽2-4-2　新宮ビル2F
　　　　Tel 03-6264-3105（販売）Fax 03-6264-3094
印刷所　三松堂印刷株式会社　　　　Printed in Japan

ISBN978-4-7980-6244-0 C3047